百病之源，根在肝脏

养好肝
年轻20岁

李爱科 主编 | 副主任医师
师从于中医儿科泰斗刘弼臣

中国纺织出版社

图书在版编目（CIP）数据

养好肝年轻 20 岁 / 李爱科主编 . -- 北京：中国
纺织出版社，2017.6（2022.6重印）

ISBN 978-7-5180-3515-1

Ⅰ . ①养… Ⅱ . ①李… Ⅲ . ①女性-柔肝 Ⅳ .
①R256.·4

中国版本图书馆 CIP 数据核（2017）081304 号

策划编辑：樊雅莉　　责任印制：王艳丽

中国纺织出版社出版发行
地址：北京市朝阳区百子湾东里 A407 号楼　　邮政编码：100124
销售电话：010 － 67004422　传真：010 － 87155801
http://www.c-textilep.com
E-mail:faxing@c-textilep.com
中国纺织出版社天猫旗舰店
官方微博 http://weibo.com/2119887771
北京通天印刷有限责任公司印刷　各地新华书店经销
2017 年 6 月第 1 版　　2022 年 6 月第 6 次印刷
开本：710×1000　印张：16
字数：205 千字　定价：45.00 元

凡购本书，如有缺页、倒页、脱页，由本社图书营销中心调换

　　肝脏是我们身体中重要的一个器官，管理着人体气、血、水的流通，还是人体的排毒工厂，体内产生的毒素、废物等都必须依靠肝脏来解毒。

　　肝好的女人面色好，肝好的男人精力旺盛，肝好的老人更长寿……一旦肝脏受损，身体中的许多器官都无法正常工作，衰老、疾病就会找上你，生活质量严重下降。因此中医讲，百病之源，根在肝脏。

　　本书共分七章，前两章全方位介绍了肝脏的基础知识，包括肝脏的位置、与其他脏器的关系，以及一些简单又实用的养肝小动作。第三章则从饮食的角度揭开了常见食材中的养肝密码。第四章介绍了如何养肝血、降肝火、疏肝气。第五章从男、女、老不同人群的角度介绍各自的养肝奇招。第六章介绍了春夏秋冬的不同养肝妙法。第七章则针对常见肝病，介绍了调养方法。

　　总体来说，本书就是从饮食、运动、按摩、生活调养等多个角度解析如何养护肝脏，从而达到容颜焕发、身轻体健、百病不扰的健康状态。希望每一位有幸与本书相遇的读者，都能掌握适合自己的养肝方法，给肝脏最悉心的照料！

序

《老子》四十二章经说："道生一，一生二，二生三，三生万物。万物负阴而抱阳，冲气以为和。"认为阴阳二气由一气所生，二气谐和则为冲和之气，推动万事万物的发生、发展和变化。在我们生活的宇宙里，万事万物都是由阴阳化生的。地面的阴气朝上，天上的阳气向下，阴阳交感形成人体以及万事万物。人是一个小宇宙，五脏六腑的功能活动同样有赖于阴阳二气的推动。肝脏主疏泄，能调理各脏腑的气，就是用自己的气来推动其他脏腑的气，使其他脏腑按照正常的机理去走，也称气机。《读医随笔》曰："医者善于调肝，乃善治百病。"可知肝失疏泄致百病，而善于调肝，使肝之疏泄如常，亦能治百病。说明肝对机体的整体调节作用，具有重大临床意义。

当下是一个快节奏的社会，大家整日面临着熬不完的夜，逃不掉的局，加不完的班……最来不及的是好好吃饭，最忙不过来的是休息调养。恶性循环的生活方式，每天都在给肝脏增加负担，现在肝病患者已经呈现年轻化的特点。中医治未病理念源远流长，所谓"未晚先投宿，鸡鸣早看天"，凡事预防在先，是中国人谨遵的古训。对于肝脏，我们也要提前养护，健康不能拖延！

本书从肝的功能、肝受损的表现开始引导大家注重肝脏调养，通过传授一些简单易行的小方法、动作告诉大家养肝护肝并非难事。本书最大的亮点是全面系统地阐述了对肝脏的食疗保健，不仅详细介绍大量家常食品如菠菜、芹菜、玉米等对肝脏的保护作用，还阐述了它们的适宜人群、搭配宜忌，以及上百种健康食谱，诸如枸杞炖羊肉、莲藕青豆汤、苦瓜山楂卷……从食材配料到具体做法详加描述，让人一看就会，而旁注的功效注释大大方便了人们根据自身情况合理选择食谱。

中医说肝能调情志，易怒易郁。高级神经活动学说的创始人巴甫洛夫认为，情绪与本能相似，与大脑皮层下组织相联系。恶劣的情绪，对人体有不良的影响。医学实验表明，人在痛苦和愤怒时，由于外周动脉阻力加强，舒张压明显增高；在恐惧时，心脏输出量增加而收缩压增高，会导致心脏病发作。如果一个人终日闷闷不乐，垂头丧气往往会引起上腹不适，反酸、食欲减退，体重下降。本书中，每个食谱都精心搭配了插图，色彩艳丽、精美，令人望而有食欲，同时放松了紧张的心情。

越来越多的人已经认识到，养生比治病更重要，了解中医养生当从"顺四时"起，即按照四季气候的变化——春温、夏热、秋凉、冬寒顺势而为。历代养生家都强调，人们的生活规律必须顺应四季变化，若违背四时阴阳的规律，则会内伤相应五脏，导致疾病的发生。

在一年中，阳气有一个生、长、收、藏的变化过程，应该根据阳气的生长变化，适时调整机体活动以顺应自然。顺应四时阴阳变化调养精神情志和生活起居，则体健神旺。为了方便读者顺时养肝，作者对四时脏脏的变化，起居注意事项，穴位保健，适宜的食材和食谱都进行了归纳总结，细致入微。对于常见肝病的调理，本书也进行了详尽说明。如脂肪肝、肝硬化、肝癌的预防和膳食食谱。为了方便读者在运动保健方面不要伤身，书中配有大量的穴位按摩图和运动示意图。

这是一本肝脏保健大全，是保证公众健康的及时雨。内容通俗易懂，操作起来又简便易行，相信读者会从中大大获益。

——肝好，身体好；身体好，一切都会好！

望大家气运疏通，万事畅达！

北京市医管局中药总药师

首都医科大学附属北京友谊医院教授

二零一六年十二月

目录

第一章　肝好，一切都好；肝不好，人易老

第二章　肝苦自知，从细节处来调养

第三章　饮食调养，吃对养肝，吃错伤肝

第四章 全方位养肝，身、心、颜同养

第五章 呵护好肝脏，让身体逆龄生长

第六章　养肝也要顺应四季，天人合一

第七章 改善肝功能，有效防肝病

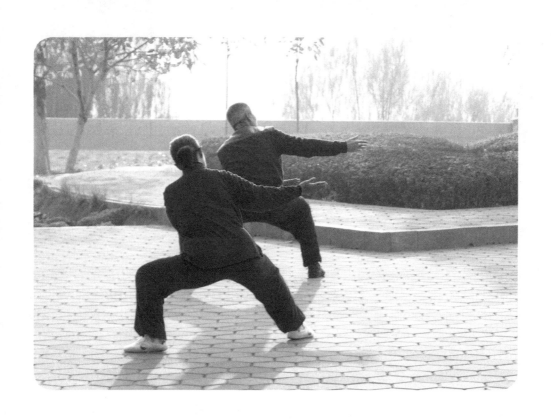

家庭必备的
9道养肝茶

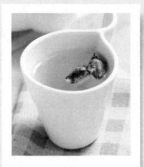

玫瑰花茶
疏肝解郁、美容润肤

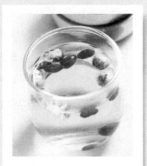

菊花枸杞茶
去肝火、明目

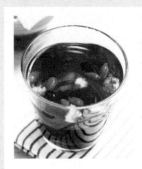

桑葚枸杞菊花茶
滋阴养肝、补血养肾

材料 玫瑰花15克。

做法 将玫瑰花放在茶壶中，放适量开水冲泡，加盖焖5分钟即可饮用，可以代茶饮。

材料 菊花6朵，枸杞子6~8粒，冰糖少许。

做法 将菊花、枸杞子放入杯中，用沸水冲泡，焖5分钟。调入冰糖，待温热后即可代茶饮用。

材料 菊花5朵，枸杞子10粒，桑葚干品6粒，冰糖适量。

做法 将上述材料一起放入杯中，冲入沸水，盖上盖子焖泡5分钟后可代茶饮用。

对肝脏的好处
玫瑰花可补脾气、增强脾胃功能，还能疏肝解郁。因为玫瑰花气味清香，中医认为香气行气活血，因此用玫瑰花代茶饮能达到养肝的功效。

对肝脏的好处
菊花里含有丰富的维生素A，清肝明目；枸杞子配菊花可以增强养肝之力，具有利气血、清肝火、养阴明目的功效。

对肝脏的好处
桑葚属于黑色食物，可以调养肾气、补肝血；菊花可以养肝、清肝、明目；枸杞子可以补肾、养肝。这款茶饮补肝益肾、强壮身体的功效显著。

养好肝　年轻20岁

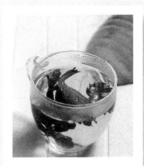

绞股蓝茶
减少肝脏脂肪堆积

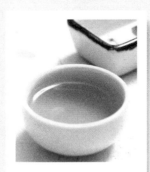

决明子桑菊饮
养肝明目、降脂降压

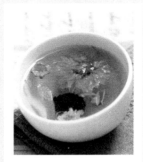

菊花陈皮乌梅茶
疏肝郁、养肝阴

材料 绞股蓝2克，千日红4朵，甜叶菊3片。

做法 将所有材料一起放入杯中，冲入沸水，盖盖子闷泡约5分钟后饮用。

材料 决明子10克，菊花干品、枸杞子、桑叶干品各8克。

做法 将上述材料一起放入砂锅中，倒入适量清水，煎煮约5分钟，滤出汤水，代茶饮用。

材料 菊花、金盏花各5克，陈皮4克，乌梅1颗。

做法 将所有材料一起放入杯中，倒入沸水，盖盖子闷泡5分钟后饮用。

对肝脏的好处
绞股蓝能促进人体脂肪类物质的代谢，防止堆积在肝脏，引发脂肪肝；还能营养人体细胞，增强人体的抗氧化能力，减少自由基对肝细胞的损害。

对肝脏的好处
决明子具有清肝火、益肾、明目的作用，与菊花、枸杞子和桑叶搭配，还具有降脂降压作用，尤其适合肝阳上亢引起的高血压患者饮用。

对肝脏的好处
菊花、陈皮、金盏花可理气、疏肝、解郁，乌梅中的酸有收敛的作用，适当吃酸有助于滋养肝阴，能有效保护肝脏。

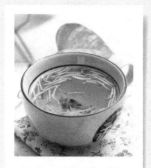

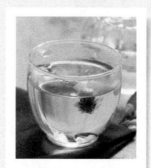

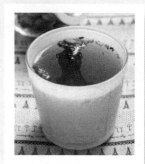

金银花清热去湿茶
宣散风热、解肝毒

菊槐茉莉清火茶
健脾利湿、养肝护肝

三花行气茶
理气解郁

材料 金银花5克，白糖适量。

做法 将金银花、白糖放入杯中，倒入沸水，盖盖子闷泡约5分钟，调匀味道后即可饮用。

材料 茉莉花、菊花、槐花各3克。

做法 将所有材料一起放入杯中，冲入沸水，浸泡约5分钟后即可饮用。

材料 玫瑰花、桂花各3克，玫瑰茄2克。

做法 将所有材料一起放入杯中，倒入沸水，浸泡3~5分钟后即可饮用。

对肝脏的好处

金银花能宣散风热，还对清除体内的毒素有非常好的效果，能减轻肝脏负担，还能增强免疫力。

对肝脏的好处

茉莉花可清热解毒、利水利湿，菊花可疏肝解郁，槐花可润肠通便。这道茶饮适合暑湿严重的夏季饮用，可健脾利湿、养肝护肝。

对肝脏的好处

玫瑰花可理气解郁，桂花可驱除体内湿气，玫瑰茄有益于调节血脂，避免脂肪堆积在肝脏。

养好肝　年轻20岁

第 一 章

肝好，一切都好；
肝不好，人易老

认识肝脏

🫀 肝在人体的位置

　　肝脏右叶上方与右胸膜和右肺底相邻；肝脏左叶上方与心脏相连，小部分与腹前壁相邻；肝脏右叶前面部分与结肠相邻，后叶与右肾上腺和右肾相邻；肝脏左叶下方与胃相邻。一旦肝脏受损，这些毗邻脏腑也易受影响，相反这些脏腑受损时，往往也会波及肝脏。因此，五脏六腑是互相影响的。

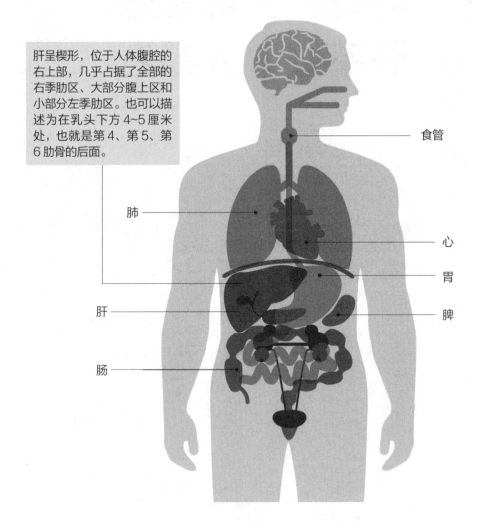

肝呈楔形，位于人体腹腔的右上部，几乎占据了全部的右季肋区、大部分腹上区和小部分左季肋区。也可以描述为在乳头下方 4~5 厘米处，也就是第 4、第 5、第 6 肋骨的后面。

食管

肺

心

胃

脾

肝

肠

🍃 一图读懂肝的构造

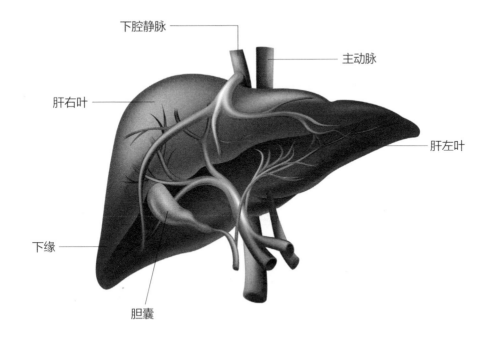

下腔静脉

主动脉

肝右叶

肝左叶

下缘

胆囊

🍃 肝是人体内个头儿最大的器官

在西医的眼里，肝脏是一个代谢系统，就像是我们人体的一个化工厂一样，掌管着体内大部分的新陈代谢和有毒物质的转化。在中医的眼里，肝脏是一个部位。肝脏是人体最大的器官，平均重量可达 1.5 千克。成年男子的肝脏差不多像 42 码的球鞋这么大。

🍃 肝脏是唯一可再生的器官

肝脏具有一个很神奇的功能，就是再生能力，假如一个人由于外伤导致肝破裂，手术切除了大部分肝脏，几年以后肝脏会逐渐长大至接近原来正常的大小。

肝脏会"移位"

做过肝脏检查的人会发现，医生在检查肝脏的时候总是让我们不断吸气呼气，这是因为肝脏的位置是变化的，它会随着人的呼吸而上下移动，移动幅度可达2~3厘米，所以检查的时候需要不断吸气呼气来调整。

中医眼中的肝

● 肝气顺，才能身体顺

肝主疏泄，即疏通、畅达，第一个表现就是调节人体气机。中医认为："凡脏腑十二经之气化，皆必借肝胆之气化以鼓舞之，始能调畅而不病。"这句话是说，只有肝气升发、气机调畅，人的十二经脉气血才会充盛，表现为心情舒畅、精神焕发、善于谋虑，思维与动作敏捷，可谓气顺、心顺、身体顺。肝失疏泄，胸肋、两乳或少腹等部位就会胀痛不适；升发太过则头目胀痛、面红目赤、急躁易怒。

● 脾胃运化、胆汁分泌都要靠肝

肝主疏泄的第二个表现是负责脾胃的运化和胆汁的分泌。食物能正常消化主要取决于脾胃之气的升降相因、平衡协调，而脾胃之间的这种协调平衡又要依靠肝来调节。肝气舒畅，可促进脾胃的运化功能，有利于食物的消化吸收。同时，胆汁是肝之余气所化，肝的疏泄功能正常，胆汁就能正常分泌与排泄。当肝脏功能异常时，肝气犯脾会导致眩晕、泄泻，肝气犯胃会导致呕逆、嗳气、脘腹胀满疼痛、便秘等症。

● 肝能调节情志，易怒易郁

肝主疏泄的第三个表现是它能条畅情志。中医讲，肝主怒，怒伤肝。肝易郁，任何情绪的刺激都会造成肝气郁而不畅、疏泄失常，从而导致气郁或气逆。爱生气的人大多容易发生中风、痛经、闭经、乳房胀痛、头胀头痛等疾病。

肝脏和情绪是相互影响的，肝脏疏泄功能减退时，肝气郁结，人的心情也容易抑郁；如果肝气升发太过，人的脾气也会急躁易怒。

因此，想要保持肝脏健康就要保持平和的情绪，舒畅的情绪能使气血调和、血液循环通畅，而且加快肝脏新陈代谢。保肝的关键就是要疏肝，我们平时可以多拍打肝经和胆经，能促进气血顺畅流通。

肝管藏血，还管派遣

中医认为，肝主藏血而为血海，负责贮藏血液、调节血量，调节全身的气血运行。

"血随气行，周流不停"，血的源头在气，气行则血行，气滞则血瘀，而一身之气是否顺畅又取决于肝气。只有肝疏泄正常，气机调畅，才能充分发挥心主血脉、肺助心行血、脾统摄血液的作用，从而保证周身气血的正常运行。所以肝气舒畅条达，血液才得以正常运行，藏泄适度。血行不畅，血管容易堵塞，引起血瘀、血溢等多种病变，女性则出现痛经、闭经等症。

肝脏不只管藏血，还负责血液分配。比如说人在运动时，肝脏就把血液分配到四肢；女性生理期前，肝脏就把血液分配到血海。

养肝血必须疏肝、休息和睡眠，《黄帝内经》中说："人卧血归于肝"，当人体处在睡眠状态或情绪稳定时，身体对血的需求量会相对减少，部分血液便又归藏于肝，以濡养肝自身。

多推肝经疏肝理气、条畅气机

肝经就是足厥阴肝经，它与肝脏直接相关，是人体十二经脉之一。经常推肝经可以疏肝理气，去肝火，改善气色。

取坐位，右腿向前伸直，左腿弯曲平放，用手掌从大腿内侧根部开始，沿着肝经的位置稍用力向前推到脚部，反复推动，40~50次，然后换另一侧。

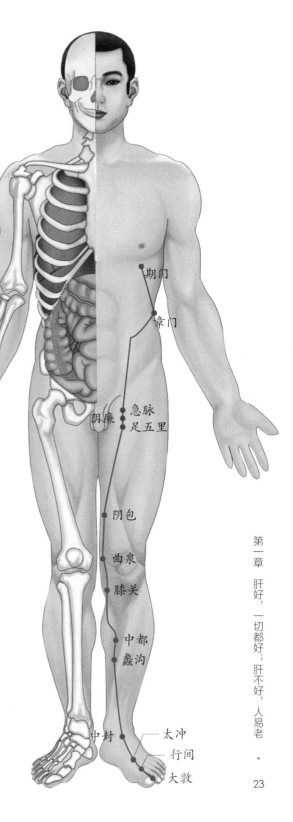

期门
章门
阴廉
急脉
足五里
阴包
曲泉
膝关
中都
蠡沟
中封
太冲
行间
大敦

西医眼中的肝

合成肝糖原以备不时之需

食物进入消化道，经过消化，水解为葡萄糖，运送至肝脏，然后被人体吸收利用。葡萄糖被运送至肝脏后，其中一部分会在肝脏内转化为糖原贮存起来。肝糖原在调节血糖浓度以维持其稳定中具有重要作用。当劳动、饥饿、发热时，血糖大量消耗，肝细胞又能把肝糖原分解为葡萄糖进入血液循环。

肝是脂肪的代谢中心

肝是人体内脂肪代谢的场所。食物中的脂肪会在小肠内分解，以甘油和脂肪酸的形式吸收，进入人体后，要在肝细胞内重新合成为甘油三酯，即脂肪，然后以脂蛋白的形式运出肝脏，运送到皮下储存。饥饿时，贮存的体脂可先被运送到肝脏，然后进行分解。

在肝内，中性脂肪可水解为甘油和脂肪酸，此反应可被肝脂肪酶加速，甘油可通过糖代谢途径被利用，而脂肪酸可完全氧化为二氧化碳和水。肝脏还是体内脂肪酸、胆固醇、磷脂合成的主要器官之一。当肝功能不好，脂类代谢不畅时，就会引发肥胖和脂肪肝。

负责合成绝大部分蛋白质

食物进入胃和肠以后，80％蛋白质的合成、脱氨、转氨等作用是在肝脏内进行的，合成的蛋白质进入血循环供全身器官组织需要。肝脏是合成血浆蛋白的主要场所，由于血浆蛋白可作为体内各种组织蛋白的更新之用，所以肝脏合成血浆蛋白的作用对维持机体蛋白质代谢有重要意义。肝脏将氨基酸代谢所产生的对人体有害的氨合成尿素，经肾脏排出体外。所以肝病时会出现血浆蛋白减少和血氨升高的现象。

排解一身之"毒"

肝脏是人体最大的解毒器官，它会将来自体内和体外的有毒物质全部分解并通过肾脏送出体外。当肝功能减弱时，体内就会囤积毒素，并且越积越重，导致长斑、长痘、脱发、失眠等问题。

想要加强肝脏的排毒功能，除了保证正常的作息以外，还要多吃可以帮助排毒的食物，如糙米、薏米、木耳、红薯等。

肝好，五脏六腑才和谐

🖤 肝为将军之官，主谋略

人体的五脏六腑是一个有机的整体，各司其职又互相合作、互相依存、互相制约，因此人体才能维持正常的新陈代谢。其中，肝脏是像将军一样的器官，谋略由此而出。

中医上还经常用"五脏之贼"来形容肝脏，意思是说，肝脏受损也会牵连其他脏器生病。由此可见，维护好肝脏健康对于人体健康具有重要意义。

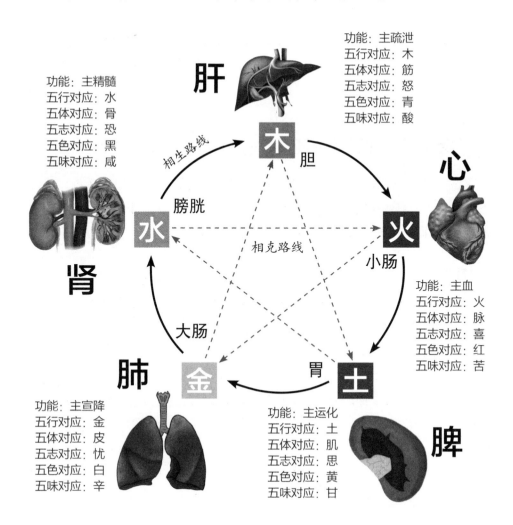

功能：主疏泄
五行对应：木
五体对应：筋
五志对应：怒
五色对应：青
五味对应：酸

功能：主精髓
五行对应：水
五体对应：骨
五志对应：恐
五色对应：黑
五味对应：咸

功能：主血
五行对应：火
五体对应：脉
五志对应：喜
五色对应：红
五味对应：苦

功能：主宣降
五行对应：金
五体对应：皮
五志对应：忧
五色对应：白
五味对应：辛

功能：主运化
五行对应：土
五体对应：肌
五志对应：思
五色对应：黄
五味对应：甘

肝与心：肝血充足心才安

心为五脏之首，中医称心为"君主之官"，心肝之间相互配合、相互依存。

心主血脉，肝藏血

肝脏所藏的血液，经由心脏输送到全身各处，维持五脏的正常活动。心脏行血功能正常的情形下，血流顺畅，肝脏才有所藏。肝脏藏血充盈，能够自如调节血量，心脏才有所主。

心藏神，肝主疏泄

心藏神，统管精神、思维活动。肝主疏泄，调节情志、心理活动。二者相互依存，共同维持正常的精神、情志活动。若心肝功能失调，情志就会出现异常，发生心悸、心烦、失眠等症状。

养心饮食原则

1. 中医认为，苦味入心，夏季食苦可泻心火，不仅能缓解由疲劳和烦闷带来的不良情绪，还能祛暑除热、清心安神。苦味食物有苦瓜、莲子心、荞麦等。
2. 中医认为红色食物可养心，苦味食物可入心，因此养心可多吃红色食物，如番茄、红肉等。
3. 养心饮食以清淡为主。多吃富含膳食纤维、维生素和矿物质的食物。
4. 养心减少脂肪，特别是动物性脂肪的摄入。少吃高糖、高盐食物。

肝脾相连：肝脾失和则气血不足

《黄帝内经》称脾为"仓廪之官"，负责补充身体的能量，与肝相互为用。肝主疏泄，脾主运化；肝主藏血，脾主统血又为气血生化之源。所以，肝与脾之间的关系主要表现在消化及血液的生成运行方面。

在血液方面

只有脾气健旺、生血有源，肝才有所藏，肝血才会充足。肝血充足便可以正常疏泄，反过来促进脾气运化，发挥脾统血的功效。

肝血有赖于脾的滋生。脾气健运，生血有源，或统血不溢于脉外，则肝有所藏；若脾气虚弱，生血无源，或脾不统血，失血过多，均可致肝血不足，最终形成肝脾两虚。

养脾饮食原则

1. 甘入脾，甘味食物具有滋养、补脾、缓急、润燥作用，有帮助脾运化的作用，如木耳、丝瓜、苹果、西瓜、红枣等。
2. 五色中黄色入脾，如南瓜、玉米、花生、大豆等，可提供优质蛋白、脂肪、维生素和微量元素等，常食对脾胃大有裨益。

在消化方面

脾主运化，摄入到人体内的食物，必须经过脾胃共同作用，才能使水谷化为精微并输送到全身各脏腑组织器官。但脾胃的消化吸收功能与肝的关系极为密切，如果肝气疏泄功能不佳，脾胃正常的升降纳运功能受到影响，会导致食物无法消化吸收。

肝肺同治：清肝肺自安

肺主肃降，《黄帝内经》中称肺为"相傅之官"，与肝的关系主要表现在气血的升降运行方面。

肝肺相和，人体气机才能正常运行

肺在五脏中位置最高，其气以下行清肃为顺。肝气主升发，肺气主肃降。肝升肺才能降，肺降肝才能升，肝肺安和，升降得宜，人体气机的正常运行才能得以保证。

肝肺协调，人体气血正常运行

肝藏血，调节人体血量；肺主气，掌管一身之气。肺主气功能的正常发挥需要血的滋养，肝向全身各处输送血液需要气的推动。所以，肺与肝相互协调，共同维持人体气血的正常运行。如果肝肺功能失调，就会使人体气血运行不畅通。

肝肾同源：养肝就是养肾

中医上有"肝肾同源""精血同源"之说。

肝藏血，肾藏精，精血互生

肝与肾主要是藏血与藏精的关系；肝藏血，肾藏精，肝肾同源，精血互生，肝血有赖于肾精的资助，肾精足则肝血旺，肾精亦赖肝血的滋养，肝血旺则肾精充。

养肺饮食原则

1. 中医认为，白色食物入肺，具有滋阴润肺的功效，因此可适当多吃白色食物，如梨、白萝卜、百合、银耳、冰糖等。
2. 养肺应多进食清淡、水分多且易吸收的粥、果汁等。多吃蔬菜、水果以滋阴润燥。
3. 养肺适当多吃鱼类、肉类等高蛋白食品。

养肾饮食原则

1. 经常吃黑色食物可补肾，比如黑芝麻、桑葚、紫米等。
2. 养肾注意盐分的摄取不要过多，烹调时减少用盐，每人每天不超过5克，同时少吃腌渍食物。
3. 养肾蛋白质的摄取要适度，因为摄入过多的蛋白质，身体吸收不完，会代谢成含氮废物，容易增加肾脏负担。
4. 养肾宜少吃油炸、烧烤食物。

肝肾受损会引发哪些疾病

如果肝血不足会引起肾精亏损，同样如果肾精亏损也会导致肝血不足，出现头昏、目眩、耳鸣、腰酸等问题。

肝与胆：相表里

根据中医的传统理论，五脏六腑中脏属里，腑属表，一脏对应一腑，肝与胆互为表里，关系非常密切。胆位于肝叶之间，在生理方面互相影响，在情志方面，肝主谋略，胆主决断。

肝主疏泄，胆主通降，胆汁的正常排泄，依靠肝的疏泄功能，而肝脏功能失常，会导致胆汁排泄不利；反之，胆汁排泄不畅也会影响肝的疏泄。

> **养胆饮食原则**
> 1. 养胆宜科学饮食，限制烟酒。
> 2. 养胆宜减少过多脂肪和胆固醇的摄入。
> 3. 养胆宜适当食用一些凉性水果，如梨、柚子、山竹、葡萄等。
> 4. 一些中药，如茵陈、郁金、陈皮等，都对肝胆有一定的保健作用。

肝与胆可以说是一荣俱荣、一损俱损，甚至有肝胆同病的关系，肝病常常影响胆，胆病也常波及肝，有肝病的人更容易患上胆结石，胆结石、胆道蛔虫或肿瘤，也会引起肝脏乃至全身感染。

 黄色食物养脾 木瓜、香蕉、芒果、胡萝卜、玉米、南瓜等

西瓜、番茄、草莓、樱桃等 **红色食物养心**

 黑色食物养肾 海带、黑米、黑芝麻、黑豆、葡萄、桑葚、黑木耳等

菠菜、芹菜、油菜、黄瓜等 **绿色食物养肝**

 白色食物养肺 牛奶、大米、洋葱、菜花、白萝卜、大蒜等

抗衰老、驻容颜，从肝而论

肝血足，貌美如花气色好

　　肝主藏血，主疏泄，能调节血流量、调畅全身气机，气血充足则面部血流通畅，面部皮肤得以滋养，就会脸色红润有光泽，容光焕发。如果肝的疏泄功能失调，气机不畅、血行不畅，面部皮肤得不到滋养，则表现为面色无华、面色发青，甚至出现黄褐斑、毛孔粗大、眼袋凸显、熊猫眼等皮肤问题，很显老态。

枸杞红枣炖蛋让人貌美如花

枸杞能滋补肝肾、益精明目，红枣可养胃健脾、补血行气，鸡蛋可益气血、补虚劳。三者结合，女性常吃可活络气血，使面色光泽红润。具体做法是将枸杞和红枣洗净，锅中加适量水，放入红枣煮沸后打入一个鸡蛋，煮开后继续煮3分钟，加入枸杞和红糖煮沸后即可关火。

肝血不亏空，头发不干枯、不脱落、不变白

　　肝脏负责贮藏人体血液，堪称人体的血库，而发为血之余，只有肝功能正常，全身各脏器及毛发才能得到血液的滋养，头发才会顺滑靓丽。

　　如果肝失疏泄，气机郁结，就会气血运行不畅，毛发营养供应受阻，出现毛发枯萎、稀少、脱落等情况。

　　中医还认为，"肾藏精，其华在发，肾气衰，发脱落，发早白"，精血同源且相互转化，因此毛发的好坏与肝肾和气血关系密切，脱发多是肝肾两虚、气血亏虚所致。补血的同时要注意补气，如吃点红枣、山药、黄芪等健脾补气，气可生血、行血、化血，气补好了，血也就补上来了。

"心灵的窗口"靠肝滋养

　　在目、舌、口、鼻、耳五窍之中，"肝开窍于目"。因为肝经从足起始，沿下肢内侧上行到腹部，再由内在的脉络与眼睛相连，并将养分源源不断地供给眼睛，于是眼睛才静静有神、熠熠生辉。

　　如果肝血不足或是肝的功能不好，双目就会失去濡养，出现视物不清、眼睛干涩、毫无神采甚至呆滞等疾患。反过来，如果眼睛不好，提示肝脏可能有问题。

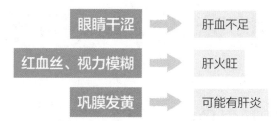

眼睛干涩	➡	肝血不足
红血丝、视力模糊	➡	肝火旺
巩膜发黄	➡	可能有肝炎

按摩承泣穴：缓解眼疲劳、去眼周细纹

承泣穴：面部，瞳孔直下，当眼球与眶下缘之间。

将手指按住承泣穴，以画圈法按揉，每次20~30下，可以缓解眼疲劳，长期坚持，还能帮助抚平眼周细纹。

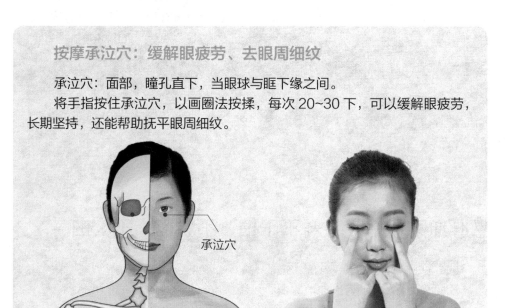

承泣穴

肝血充盛才能身强体健、年轻态

　　人体筋腱、关节的灵活有赖于肝精肝血的滋养，肝"在体合筋"，也就是说，筋膜关节的功能是由肝主导的。

　　肝精血充盛的时候，筋膜得以滋养，则筋力强健，表现为身轻体健、行动灵活自如，呈现年轻态，不易疲劳。

　　而当肝精血不足的时候，筋力减退，运动的灵活度大大降低，人也容易疲劳，甚至出现肢体麻木、屈伸不利的情况。如果出现关节疼痛、腰背僵滞、腿脚抽筋、颈椎病、肩周炎等病症时也要考虑是不是肝出了问题。

　　指甲和趾甲也是筋的延续，依赖肝经肝血的滋养，荣枯与肝功能密切相关。所以通过观察指甲和趾甲，也能大致判断肝好不好。

肝好心情就好，人不老

🍃 养肝就是养情志

肝很小气爱生气

中医认为，发怒首先会伤及肝脏。在人体的心、肝、脾、肺、肾五脏中，肝为将军之官，主怒。所以，怒首先损伤的脏器就是肝。

脾气大会引起肝气不舒、肝气郁结、肝火旺盛，容易造成肝胃不和，引起胃脘胀痛、胸胁满闷、呕吐吞酸、腹胀便秘等症状。经常心情不好、郁闷，会引起肝郁气滞，引起肝功能代谢障碍，还会引起乳腺炎、乳腺增生、高血压、心脏病等。

肝功能好，人就开心

肝主怒，肝的状态会直接影响心情的好坏，肝气条达，肝血充盈，人就能比较好地控制自己的情绪，表现为心情舒缓平和，精神愉快，思维灵敏。

如果肝失疏泄，肝火旺盛，心情也会受到影响，表现为情绪不稳，没有耐心，容易心烦气躁，觉得事事不顺。由此可见，肝脏是否健康会从情志上反映出来。

心情舒畅，肝也舒畅

情志的好坏也会在一定程度上影响肝脏的健康。情志就是人们常说的喜、怒、忧、思、悲、恐、惊7种情绪变化，其中怒与肝的关系最密切。总是怒发冲冠、怒气勃发，会使肝失去调达，表现为面赤、气逆、头痛、眩晕，严重的会出现吐血、晕厥等症。

而舒缓的情绪，对于肝功能的恢复和身体的健康来说意义重大。尤其对于已经身患肝病的患者而言，莫名的忧伤和惊恐是不利于病情恢复的，平和、积极向上的心态可促进病情复原。

🍃 用好心态延缓衰老到来

发怒伤肝，怒了不发也伤肝

肝主疏泄，肝气宜保持柔和舒畅的特性，肝喜欢条达、柔和、舒畅，肝脏发生病变会影响人的精神活动，使人的情绪发生变化。

　　肝不喜欢抑郁，怒火强烈、委屈抑郁都会伤肝，也就是说怒气发出来伤肝，不发出来也会伤肝，所以要学会控制情绪，多宽容，多与人交流，对待事情做到心平气和、乐观开朗，使得肝气得以正常升发、顺调。

好心情可以减龄

　　衰老是不可避免的进程，但是拥有一颗豁达快乐的心可以减龄，因为年轻的心态会让整个人都活力四射。相反，心态如果老得快，哪怕岁数不大，整个人也会显得死气沉沉。

爱生气的人可服用葵花护肝片、逍遥丸防肝病

　　对于经常爱生气的人，也可以服用一些保肝护肝的药物，如葵花护肝片来达到疏肝解郁、清热利湿的效果，以保肝护肝、防范肝病。逍遥丸也有舒肝解郁的作用，可改善因肝气郁结引起的情绪失调，女孩可以服用逍遥颗粒。

经常喝喝解郁茶

　　平时可用月季花、玫瑰花、佛手、合欢花、金盏花等泡茶饮用，有改善心情、养肝去火、排毒润肤的作用。

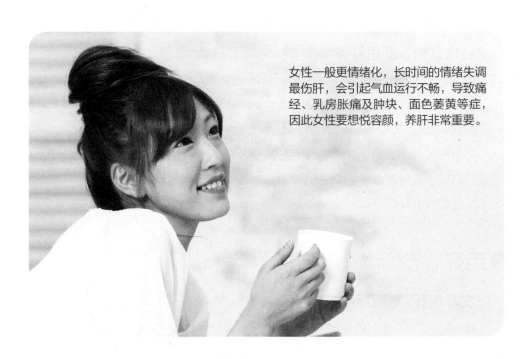

女性一般更情绪化，长时间的情绪失调最伤肝，会引起气血运行不畅，导致痛经、乳房胀痛及肿块、面色萎黄等症，因此女性要想悦容颜，养肝非常重要。

第 二 章

肝苦自知，
从细节处来调养

主动关怀肝脏健康

● 肝最易污染，还它一份洁净

　　肝脏就像人体的一座化工厂，人体摄入的食物都要经过肝脏的分解、消化，它还负责人体的排毒和代谢功能，因此它是人体最易被污染的器官，也是容易生病的器官。

　　酗酒、暴饮暴食、吃得油腻等饮食习惯会严重损害肝脏，最明显的伤害就是会导致过多脂肪沉积在肝脏上形成脂肪肝等病变。因此，要想维护肝脏健康就要避免这些饮食习惯，同时多吃新鲜的蔬菜和水果、适当多喝水，还肝脏一份洁净。

● 肝病是很多疾病的起点

　　肝为"五脏之贼"，如果肝脏有病变，会连累其他脏腑也出现病变。甚至可以说，所有脏腑疾病的根源都是肝，肝病了，往往会传到脾，脾病会传到肾，肾病会传到心，心病会传到肺。因此，百病从肝治也是有一定道理的。很多疾病的根源其实都在肝，呵护好肝脏健康对预防百病意义重大。

这样做，肝脏不病才怪			
压力重重	过度劳累	暴饮暴食	爱抑郁、爱生气
熬夜、晚睡	喝酒	总是吃得很油腻	对加工食品毫不避讳

● 肝最吃苦耐劳，累了也不说

　　肝是一个吃苦耐劳的好器官，也是唯一一个没有痛感神经的器官，发生一般的小毛病时，它无法发出"疼痛"信号，无论怎么累都不会呻吟叫苦，所以容易被忽视。而当人们真正到不适的时候，疾病的程度往往已经很深了。因此要养成主动关怀肝脏健康的习惯，不要等到病入膏肓。主动关怀肝脏就要留意身体的一些信号，还要定期做肝脏检查，最好一年或半年做一次。

出现这些迹象时，
肝脏急需呵护

🍃 脸黄眼黄

皮肤变黄，并且白眼球也发黄，就是常说的黄疸，是黄疸型肝炎最典型的表现，有时在灯光下不明显，而在户外阳光下一眼就能看出来。一般需要化验血和尿中胆红素含量来确诊。如果慢性肝炎患者出现了黄疸，表明病情加重。

🍃 脸色铁青

皮肤颜色的一些微妙变化也是肝病的早期信号，尤其需要注意。中医理论认为，五色配五脏：心主赤、肺主白、脾主黄、肝主青、肾主黑。青色内应于肝，是足厥阴肝经的本色，主寒、主痛、主气滞、主血瘀、主惊风等。青色多由于体内气血运行不顺畅，经脉瘀滞导致。脸色青黯的人，要适当多吃一些谷类，像黑米、糯米、高粱米等，也要适当多吃一些青色及酸味食物。

🍃 指甲上有横纹

中医认为，"肝，其华在爪"，意为如果肝血充足，内在的光华就会在指甲上表现出来。也就是说，从指甲的表现能看出肝的好坏。

指甲上的半月痕消失或只有大拇指上有半月痕，指甲变得又脆又薄，甚至凹陷变形，表明肝脏气血虚空。指甲中间发白、边缘呈黑色：有可能就是肝炎，很有可能是感染乙肝病毒引起的。指甲出现横纹、凹凸不平也是肝病的征兆。

🍃 肝掌和蜘蛛痣

正常人的手心和手背颜色红润，而当手掌心泛白无血色，在大拇指和小指根部的大小鱼际处皮肤出现了片状充血，或呈红色斑点、斑块，加压后变成苍白色，这就是肝掌。

蜘蛛痣是中心为红色点状隆起，有许多细小分支向外辐射，如同蜘蛛的脚。蜘蛛痣常在颜面、颈部、肩胛、胸部、前臂、手背、手指等处出现，属于一种特殊的毛细血管扩张症。

肝掌和蜘蛛痣是肝病的典型症状，但也有可能出现在正常人身上，应结合肝功能、肝炎病毒等检测结果来明确诊断，不要盲目诊断和用药。

🫀 肝区疼痛

肝区疼痛是指右上腹或右背部出现不同程度的疼痛，表现为胀痛、钝痛、针刺样痛，活动时痛感加剧。有时左侧卧位时疼痛减轻。这种症状往往是肝炎的表现，肝炎病毒引起肝脏肿大，使肝被膜张力增大所致。

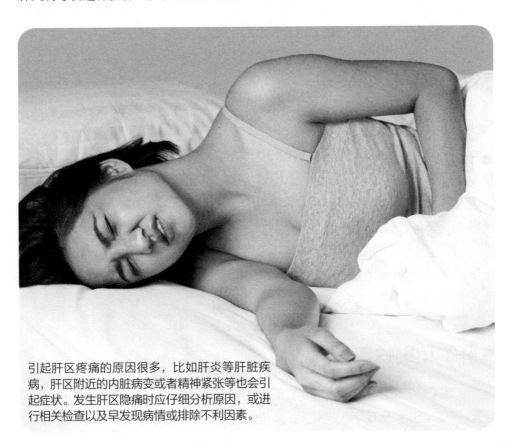

引起肝区疼痛的原因很多，比如肝炎等肝脏疾病，肝区附近的内脏病变或者精神紧张等也会引起症状。发生肝区隐痛时应仔细分析原因，或进行相关检查以及早发现病情或排除不利因素。

🍃 关节酸痛爱抽筋

中医认为，"肝藏血，主筋"，意思是说人体的关节能否灵活运动，有赖于身体肌腱和筋膜的收缩弛张。筋脉松弛、伸缩有度，全身肌肉关节才会灵活自如。但前提是筋必须得到充分营养，而筋脉的养分又来自肝脏。因此说，如果一个人的肝脏功能好，肝血充盈，身体肌腱和韧带等组织才会得到滋养，这时候筋腱才会强壮，行动才会灵活。反之，如果肝血虚弱，筋膜得不到足够的肝血滋养，就会出现运动功能障碍。这时，补充肝血就显得尤其必要。补肝血，可以常吃红枣、菠菜、苋菜、猪肝、猪血、乌鸡等。肝血充沛了，身体就会强壮有力，行动也会灵活自如。

🍃 睡眠质量很差

经常熬夜的人往往肝不好，而肝不好的人往往入睡困难，感觉很累却睡不着，睡着以后非常多梦，睡很久也无法消除疲劳。

🍃 总是感觉嘴里发苦

嘴巴里总是苦苦的，尤其是清晨起床的时候更为明显，这通常是肝功能不好影响了胆汁的正常分泌，导致胆汁反流所致。

🍃 食欲不好，厌恶油腻食物

食欲缺乏、厌油腻食物，甚至会有恶心、呕吐等症状，多半是因为肝脏受损，分泌胆汁的功能降低，吃进去的食物不能被正常加工，预示出现恶心及食欲缺乏等症状，有的还会出现腹泻、腹胀等症。出现上述症状一般要警惕急性肝炎，尤其是急性乙型肝炎。

🍃 特别爱生气

生气会影响肝脏健康，引发肝病，肝功能失调也会导致情绪不稳定，易怒、易躁，这是一种恶性循环，因此如果自己的情绪总是很难控制，就要怀疑是不是肝有问题了。

改掉伤肝坏习惯，
内调外养才最美

别剥夺肝脏的休息时间

改掉熬夜习惯，肝要在睡眠中修复排毒

每天晚上 11 时开始是肝脏修复排毒的时间，需在安睡中进行。想要保护肝脏，晚上 11 点前睡觉，并且保证每晚睡够 7 ～ 8 小时，以便让肝脏有效排毒。因此要改掉经常熬夜的习惯，以免伤害肝脏。

肝不好会影响眼睛健康

眼睛与肝脏联系紧密，双眼受到肝血的滋养才能视物，而一旦肝血不足或是肝功能不好，双眼就会出现干涩等症。所以从保护眼睛的角度看也不宜经常熬夜，夜晚昏暗的灯光本身就是对眼睛的一种伤害。

不得已熬夜的时候要补充 B 族维生素

B 族维生素能帮助修复肝功能，还与神经、肌肉的协调有关，能有效缓解熬夜疲劳。B 族维生素主要来自于全谷类、动物肝脏、瘦肉、豆类、新鲜蔬果等。

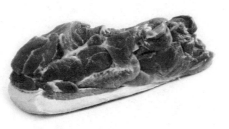

猪瘦肉中的维生素 B_1 含量很高，每 100 克猪后臀尖中含 0.45 毫克。

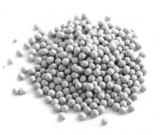

黄豆中维生素 B_2 的含量较高，每 100 克可食部达 0.22 毫克。

久视伤肝血，用眼也要护眼

《黄帝内经》的提到"五劳所伤"中有一伤："久视伤血"，这里的"血"指的就是肝血。肝开窍于目，通过密布全身的经络将养分源源不断地提供给眼睛。而过度用眼，会使肝血亏虚，使双目得不到营养的供给，从而出现眼干涩、视物不清、眼睛干涩、毫无神采甚至呆滞等症。

补充维生素 A 防止视力下降

熬夜的时候眼睛最易疲劳，容易导致视力下降，维生素 A 可调节视网膜感光物质的合成，能提高熬夜工作者对昏暗光线的适应力，防止视觉疲劳。

富含维生素 A 的食物，植物性食物中有绿叶蔬菜以及胡萝卜、南瓜、芒果等黄色食物，动物性食物包括主要来自于动物肝脏、奶及奶制品、鸡蛋等。

> **缓解眼疲劳的小方法**
> 1. 快速眨眼法：眼睛轻微疲劳时可特意眨眨眼，不仅有助于促进泪液分泌，缓解干燥酸涩，还能清洁眼睛。
> 2. 按压太阳穴、轻刮眼眶：闭上眼睛，把拇指放在太阳穴上，用食指第一和第二节关节间的指腹，轻刮眼眶，方向是从鼻子往太阳穴进行。

中药里的护眼明星

在中药里，当归、白芍等可以补血，菊花、枸杞等有明目的功效，经常用眼的人可以用这些中药制成药膳或者泡茶饮用。

不吃早餐易老易胖

经过一夜的消化，胆囊内的胆汁中胆固醇的饱和度较高。在正常吃早餐的情况下，通过胆囊收缩，胆固醇会被胆汁排出，同时食物刺激胆汁分泌，造成胆囊内残存的胆汁中的胆固醇饱和度降低，不易形成结石。而如果不吃早餐，空腹时间过长，胆汁中的胆固醇过饱和，容易引起胆固醇沉积，逐渐形成结石，而胆结石又会直接影响肝功能。

从中医角度看，肝功能受损，肝血亏空，则皮肤、头发得不到很好的滋养，人会面露难看之色，皮肤容易失去光泽。现代营养学认为，不吃早餐往往会导致午餐进食过多，这对于体重控制非常不利，甚至容易引起肥胖。

高质量的早餐长什么样

主食	→	如米饭、包子、馒头、花卷等，可提供碳水化合物，迅速充饥，提供大脑所需热量。
优质蛋白质类	→	如瘦肉、鱼、鸡蛋、豆浆、牛奶、豆腐、低脂奶酪等，可以接替主食给大脑持续供能。
蔬菜水果类	→	可为人体提供丰富的维生素和矿物质，比如蔬菜沙拉、凉拌菜、蔬菜汤等都是很好的选择，水果可以做成沙拉，也可以在上午 10 点左右作为加餐食用。
种子类食物	→	在上述 3 类食物的基础上，再吃 1 小把（约 30 克）腰果、松子、开心果等就更完美了，可为人体提供不饱和脂肪酸、矿物质。

吸烟让肝肺两败俱伤

"久服则肺焦"，意思是长时间吸烟的人，肺会被烟熏焦。因为烟被吸入人体之后，烟草中含有的尼古丁等有毒物质能够引发肺部疾病。

不仅如此，吸烟还会严重损伤肝脏健康。因为肝脏对来自体内外的各种毒物的代谢产物具有转化的作用。烟草、烟雾中含有的有害物质进入人体后需要在肝脏中解毒，这样就加重了肝脏的负担。

烟草中的自由基进入人体过多，超过人体清除自由基的能力时，可能导致肝内组织氧化－抗氧化系统失衡，引起氧化应激发生，使细胞膜发生脂质过氧化，引起组织损伤、坏死，细胞增殖，甚至癌变。因此说，吸烟就是在"透支"肝细胞，会累坏肝脏，为健康着想，最好戒烟。

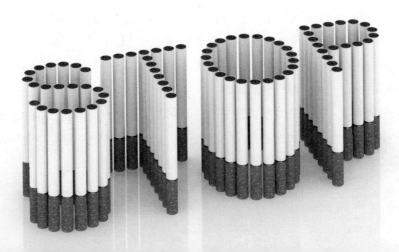

戒烟对自己的好处	戒烟对家人的好处

避免吸烟引起的血栓以及各种心脏病

避免吸烟对神经系统的损害

避免伤胃

避免吸烟引起的咳嗽

避免损害骨骼，引起关节炎

孩子不再呼吸你的烟雾，减少家人患上癌症、冠心病、呼吸道传染病和其他由于吸入二手烟引起的健康问题的风险

整个人更有精神，更能很好享受生活，提高生命质量

肝最怕胖，腰围是健康的晴雨表

肥胖会损害肝细胞，容易引起脂肪肝，而脂肪肝发展下去就会引发肝纤维化，继而发展为肝硬化、肝癌。

腰围粗的人更容易得脂肪肝

腰围是反映脂肪重量和脂肪分布的综合指标。男性腰围应小于 85 厘米，女性腰围应小于 80 厘米。

肥胖的人，尤其是苹果型肥胖的人，就是那种腰腹部粗大、基本上找不到腰在哪的人是脂肪肝的危险人群。这种类型的肥胖之所以最危险，是因为腹型肥胖的形成源自于脂肪沉积在肚皮和内脏器官上，包围在心脏、肝脏、胰脏等重要器官周围，患脂肪肝、冠心病、高血压、糖尿病、高脂血症、痛风的危险性都非常高。俗话说，腰带越长，寿命越短。肥胖的人要合理减重，体重正常的人要注意保持。

控制腰围，正确的时间是现在

合理饮食	加强锻炼
增加新鲜蔬菜和水果的摄入。 少食油炸食物和油腻食物。 少吃甜的、咸的点心和零食。 尽量采用蒸、煮、炖的烹调方法，用少量油和盐烹调。 进食有规律，不暴饮暴食，不进食过饱。	多进行有氧运动，如散步、跑步。 每天安排一定时间进行中等强度的体力活动。 运动要循序渐进，贵在坚持。

用药要三思

肝脏是人体的解毒器官，大多数药物都需要经过肝脏代谢，因此服药太多会加重肝脏负担。同时多种药物容易产生药物交互作用，影响肝脏代谢药物的能力。所以，除了医师处方药，不要擅自用药。有肝病的人就医时，应告知医师他目前正在服用的所有药物，以便于医师处方参考。

对于已经罹患肝病的人群更要合理用药，因为肝脏功能已经受损了，用药本身就会存在潜在的肝损伤，不要私自滥用药物。

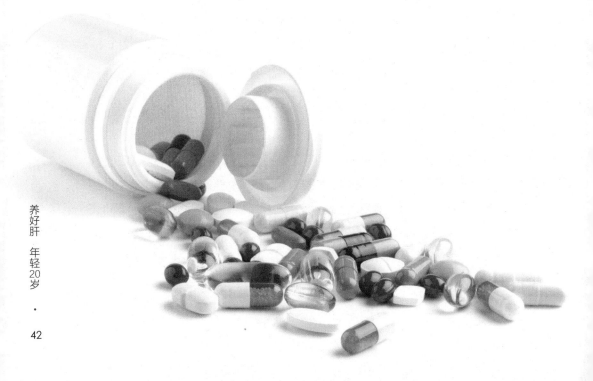

肝脏无法承受的酒精伤害

● 酒精是怎样影响五脏六腑的

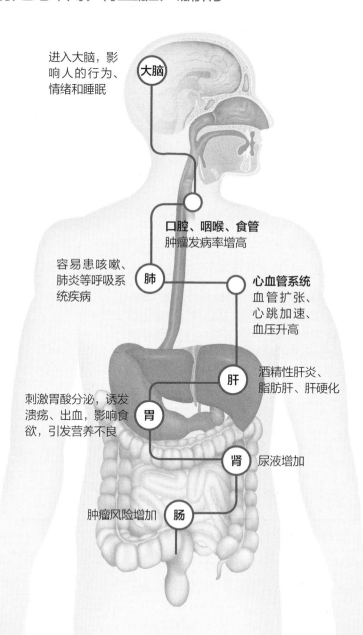

进入大脑，影响人的行为、情绪和睡眠 — **大脑**

口腔、咽喉、食管
肿瘤发病率增高

容易患咳嗽、肺炎等呼吸系统疾病 — **肺**

心血管系统
血管扩张、心跳加速、血压升高

肝 酒精性肝炎、脂肪肝、肝硬化

刺激胃酸分泌，诱发溃疡、出血，影响食欲，引发营养不良 — **胃**

肾 尿液增加

肿瘤风险增加 — **肠**

酒精伤肝到底有多深

酒精进入人体后，只有 10% 自肠胃排出，而其余的 90% 则是在肝脏进行代谢，酒精的代谢产物乙醛对肝细胞有非常大的毒性作用，轻度损害可引发酒精肝，如果不加以遏制，长时间继续饮酒就会导致肝细胞的坏死及纤维化，严重时可致肝硬化，进而有可能发展成肝癌。

酒精肝患者都有一个共同的特点，就是长期、大量饮酒。酒精肝早期无明显症状，但肝脏已有明显的病理改变。

正常人如果饮酒一定要限量，已经患有酒精肝和病毒性肝炎的人必须要戒酒，否则在持续大量饮酒的 3~5 年后，酒精肝就会发展成肝硬化。

大量饮酒和长期饮酒者，应定期检查肝功能，一经发现问题及时治疗。

喝多少酒才无碍肝脏健康

《中国居民膳食指南》建议成年男性一天饮用酒的酒精量不超过 25 克，成年女性一天饮用酒的酒精量不超过 15 克，孕妇和儿童青少年应忌酒。

有一个简单的公式可以大致推算出每日男性及女性的安全饮酒量：

> **男性每日饮酒量（毫升）=2500÷酒精度**

> **女性每日饮酒量（毫升）=1500÷酒精度**

相当于：

50° 的白酒：男性最多饮用 50 毫升，女性最多饮用 30 毫升。

12° 的红酒：男性最多饮用 208 毫升，女性最多饮用 125 毫升。

白酒、黄酒、啤酒、红酒，哪种值得肯定

人们按酒精含量习惯将酒分为高度酒、中度酒和低度酒 3 类。高度酒是指 40° 以上的酒，如高度白酒、白兰地和伏特加等。中度酒是指 20°~40° 的酒，如 38° 的白酒等。低度酒是指酒精含量在 20° 以下的酒，如啤酒、黄酒、葡萄酒等。各种低度酒间的度数相差很大。

白酒

白酒基本上是纯热量食物，不含其他营养素，在其代谢过程中还要消耗身体内其他营养成分。长期大量饮用白酒，不仅使热量摄入超标，还会造成蛋白质、维生素和矿物质缺乏，损害肝功能，影响中枢神经系统的兴奋性。喜欢喝白酒的人要尽可能选择低度白酒，忌空腹饮酒，饮酒时不宜同时饮碳酸饮料，因为会加速酒精的吸收。

黄酒

黄酒是以糯米、黍米和大米为原料，经过发酵压制而成，酒精浓度为 15° 左右。其酒味醇厚，含有氨基酸和维生素。

啤酒

啤酒在发酵、蒸馏等过程中，许多营养成分被破坏，真正保留在其中的营养既少也不全面。啤酒本身的热量并不高，但由于酒精含量低，不容易醉，人们往往会不知不觉喝进大量啤酒，导致热量摄入超标的同时，胃容积扩大，久而久之会发展成为"啤酒肚"。

葡萄酒

葡萄酒中含有多种植物化学物质，如白藜芦醇、原花青素等黄酮类物质，它们具有抗氧化作用；多酚能抑制血小板的凝集，防止血栓形成，对预防心血管疾病及延缓衰老有一定作用，但饮用时也不要超过最佳摄入量。

空腹喝酒更伤肝和胃

空腹饮酒会加速胃吸收酒精的速度，使血液中的酒精浓度快速升高，并且酒精会随着血液循环到全身各处。所以，在你沉浸在酒香中时，肝脏为了要分解被吸收的酒精，只能努力地超负荷运转。

空腹饮酒会损伤胃黏膜，而边吃边喝可以降低消化道对酒精的吸收速度。此外，只喝酒不吃饭，会缺乏肝脏正常运转所需的蛋白质、维生素等营养成分，进而加重肝脏的负担。

喝酒前先吃点主食或喝点牛奶

喝酒之前先吃一些主食或者喝 1 杯牛奶，以便在胃内形成一定的保护，从而避免酒精对胃肠的直接刺激，减少不适的发生。此外，这么做还能延缓胃部对酒精的吸收。

吃对下酒菜，减少肝脏负担

糖醋类菜肴

喝酒伤肝，糖对肝脏有保护作用，醋能帮助消化，往菜里放糖的同时加点醋，能使味道更好，还能使食物中的营养成分更易被人体吸收，从而发挥护肝的作用。因此可适当选用一两款糖醋菜，如糖醋鱼、糖醋里脊、糖醋藕片等。

蛋白质类菜肴

蛋白质能保护肝脏，还可以延缓血液对酒精的吸收速度，因此喝酒时最好搭配一些优质蛋白质类食物，比如豆腐、毛豆、红烧鸡块等，都是不错的选择。

蔬菜类菜肴

蔬菜可为人体提供丰富的维生素，喝酒的时候一定要选择一些蔬菜类菜肴，可补充营养，有益肝脏，比如芝麻菠菜、番茄炒蛋、凉拌海带、韭菜炒豆芽等。

喝酒时应避开的食物

熏制食物

腊肠、腊肉、咸肉等食物中含有大量亚硝胺，易致患胃癌和食管癌。

碳烤食物

碳烤食物本身就含有致癌物，而人体消化道在酒精的刺激下会血管扩张，也会破坏胃黏膜，这时食用的碳烤食物使得致癌物质更容易被人体吸收，增加患癌概率。

海鲜

当食用海鲜类食物时，尤其不宜喝啤酒。因为啤酒中富含维生素 B_1，可以分解海鲜中的嘌呤和甘酸，极易导致人体新陈代谢异常，引起痛风。

简单易做的养肝小动作

🍃 伸伸懒腰：舒活气血

　　每天闲暇之余伸一伸懒腰，能舒气活血、通畅经络、振奋精神，对于肝脏保养是有好处的。尤其是经常伏案工作的人，长时间坐着容易疲劳，时不时伸伸懒腰，可以让人感觉惬意、舒服，还能帮助身体排毒。

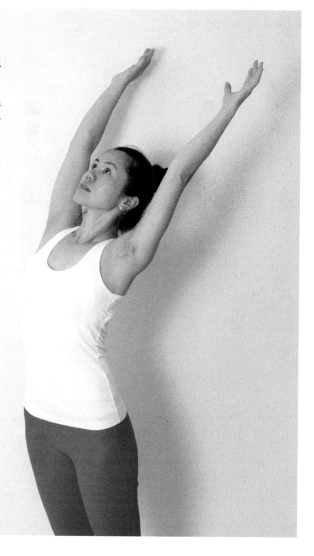

　　站着或坐着都可以，头向后仰，将双臂展开尽量向上向后外扩，同时，头后仰，身体挺直让上半身的肌肉绷紧。同时也可以做一个深呼吸，使更多的氧气进入身体各部位，更能起到很好的缓解疲劳、抗衰老效果。

疏肋、擦侧腹：理气疏肝

推搓两肋可以疏肝气，改善因肝气郁结而导致的气机不利、不思饮食、心慌、胸闷、心悸、呼吸急促，甚至两肋疼痛等症。擦侧腹可以调补脾胃气血，疏利肝胆之气。对肝胆不和、肝郁气滞引起的胸胁刺痛、脘腹胀痛有很好的调理功效。

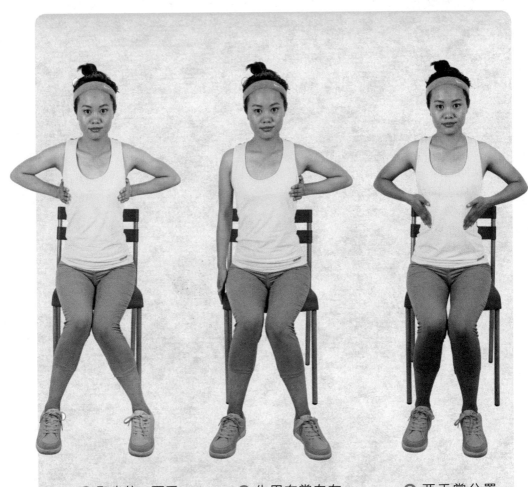

❶ 取坐位，两手掌横置于两腋下，手指张开，指间距与肋骨的间隙等宽。

❷ 先用右掌向左分推至胸骨，再用左掌向右分推至胸骨，由上而下，交替分推至脐水平线，重复 10 次。

❸ 两手掌分置于两肋肋下，同时用力斜向小腹推擦至耻骨，往返操作 20 次。

拍拍打打：加快新陈代谢

拍打身体可达到刺激神经、加快毛细血管微循环的效果。只要每天将全身从头到脚拍个遍，就能加速人体的新陈代谢，增强机体免疫力，很好地呵护肝脏，预防肝病。

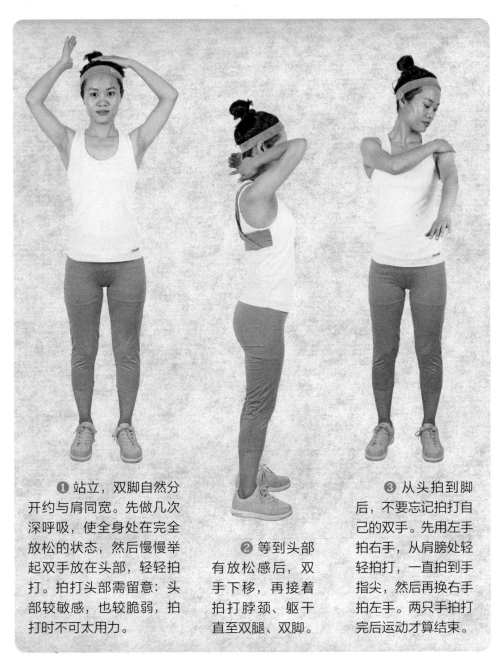

❶ 站立，双脚自然分开约与肩同宽。先做几次深呼吸，使全身处在完全放松的状态，然后慢慢举起双手放在头部，轻轻拍打。拍打头部需留意：头部较敏感，也较脆弱，拍打时不可太用力。

❷ 等到头部有放松感后，双手下移，再接着拍打脖颈、躯干直至双腿、双脚。

❸ 从头拍到脚后，不要忘记拍打自己的双手。先用左手拍右手，从肩膀处轻轻拍打，一直拍到手指尖，然后再换右手拍左手。两只手拍打完后运动才算结束。

● 端坐养肝法：坐着也能把肝养

以下这些运动在办公室也可以做，只要 3~5 分钟就能达到养肝护肝的效果。

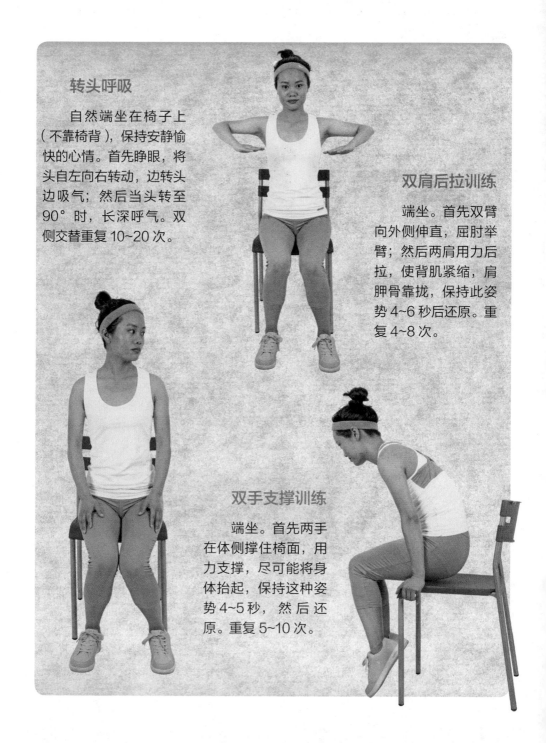

转头呼吸

自然端坐在椅子上（不靠椅背），保持安静愉快的心情。首先睁眼，将头自左向右转动，边转头边吸气；然后当头转至90°时，长深呼气。双侧交替重复10~20次。

双肩后拉训练

端坐。首先双臂向外侧伸直，屈肘举臂；然后两肩用力后拉，使背肌紧缩，肩胛骨靠拢，保持此姿势4~6秒后还原。重复4~8次。

双手支撑训练

端坐。首先两手在体侧撑住椅面，用力支撑，尽可能将身体抬起，保持这种姿势4~5秒，然后还原。重复5~10次。

托天按顶：强肝舒胆

托天按顶运动，可抻拉脊柱、两肋，调理三焦，舒肝利胆。此套动作要循序渐进，根据身体的拉伸度进行，不可过于勉强。

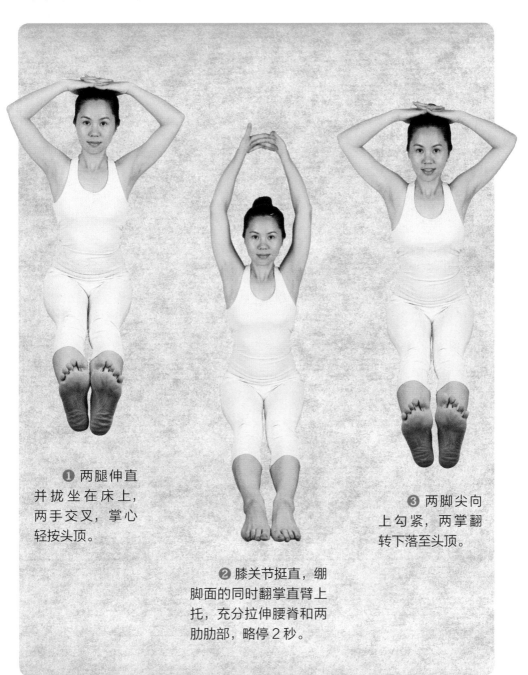

❶ 两腿伸直并拢坐在床上，两手交叉，掌心轻按头顶。

❷ 膝关节挺直，绷脚面的同时翻掌直臂上托，充分拉伸腰脊和两肋肋部，略停2秒。

❸ 两脚尖向上勾紧，两掌翻转下落至头顶。

● 双手抱昆仑：疏肝利胆

这套动作是通过牵拉两肋部，来刺激肝经、胆经，起到舒肝利胆的作用。具体做法如下。

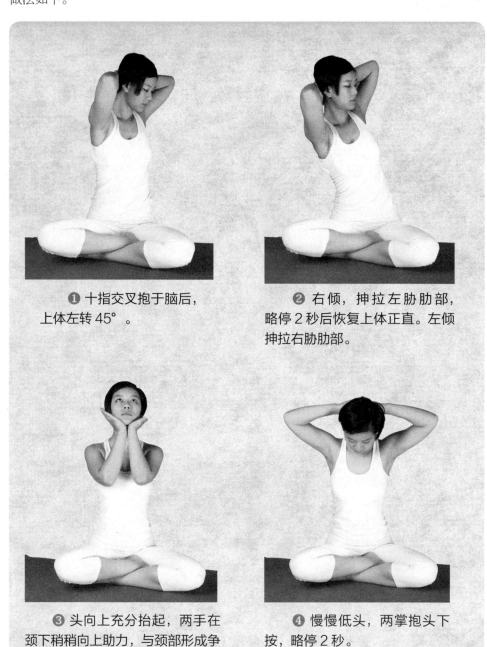

❶ 十指交叉抱于脑后，上体左转45°。

❷ 右倾，抻拉左胁肋部，略停2秒后恢复上体正直。左倾抻拉右胁肋部。

❸ 头向上充分抬起，两手在颈下稍稍向上助力，与颈部形成争力，略停2秒。

❹ 慢慢低头，两掌抱头下按，略停2秒。

🍂拉大腿筋：强肝护肾

将双腿尽量张开，可拉伸腿上的大筋，达到增强肝肾功能的效果。

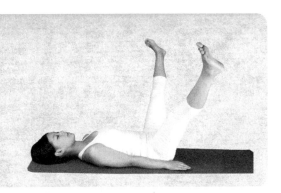

❶ 仰卧在床上，双脚朝上，臀部和两条腿都贴在墙上。
❷ 双脚尽量分开，如同英文字母 "V"，坚持 5 分钟，随着练习次数的增加逐渐延长时间，从 5 分钟逐渐增加到 15 分钟。

🍂蝴蝶式：促进肝血运行

这个动作难度不大，甚至孕妇都可以做（有助于打开骨盆，实现顺产）。这套动作主要是因为肝经途径大腿，通过大腿的拉伸动作，可以使经脉畅通，促进气血运行，增加骨盆和腹腔的供血量，使五脏六腑得到血的供养而焕发活力，表现在皮肤上就是肤色洁白、容颜美丽。

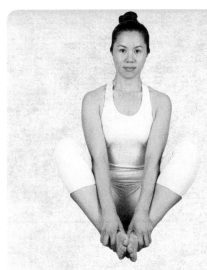

❶ 取坐位，屈膝，使脚心相对，脚掌并拢，脚跟尽量往里靠。

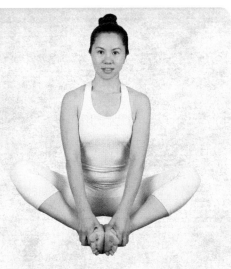

❷ 双手抓住脚尖，背部挺直，膝盖向两侧打开，双膝有节奏地向两侧地上靠。

拨阳陵泉：疏肝利胆，调和经气

阴陵泉穴为足少阳胆经经穴，有疏理肝胆之气的功效，尤其对肝胆疾病出现的胁肋疼痛有很好的调理效果。

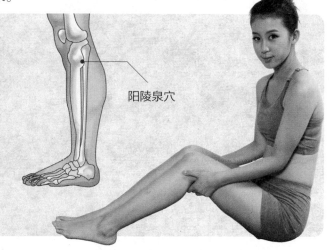

坐位，两手拇指分别安置在两侧阳陵泉穴（位于膝盖斜下方，小腿外侧之腓骨小头稍前凹陷处），其余四指辅助，先行按揉该穴1分钟，再用力横向弹拨该穴处肌腱3~5次，以有酸麻感为好。

阳陵泉穴

点按肝反射区：调理肝胆病

肝在足底有相对应的区域，即肝反射区，运用按摩手法刺激反射区，可以增强肝脏功能，调理肝胆疾病及失眠、惊恐不安等。

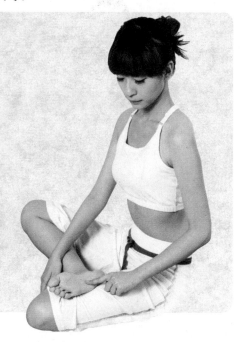

肝反射区：右脚脚掌第4、第5跖骨之间，在肺反射区的后方（向脚跟方向）。

找准肝反射区，用拇指或食指指腹点揉这个反射区1分钟，每天3次。

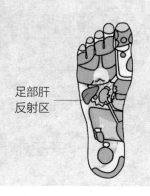

足部肝反射区

饮食调养，吃对养肝，吃错伤肝

排毒养颜的青色食物

● 五色入五脏，青色食物入肝经

　　中医上讲"青入肝"，青色食食物入肝经，它们最滋补肝脏。青色食物主要是蔬菜类，所含的维生素和矿物质都比较丰富，且水分含量高，对肝脏有很好的滋补作用。

　　肝脏出了问题，也就是肝内的气血失去平衡，只要调整气血平衡，肝脏引起的一系列症状就可以得到改善。青色食物在调理肝脏的阴阳方面是很有作用的。

　　温性的青色食物可以促进肝阳的升发，比如韭菜、香菜、大葱等，是助肝阳升发的不可忽略的佳蔬。但此类食物不可过食，尤其是在春夏两季，春天过食此类蔬菜会导致阳气升发太过，而夏季则让肝火过旺，都不利于肝脏的养护。

　　寒凉的青色食物可以补肝阴和肝血，比如芹菜、菠菜等青色食物，肝气过旺时，多吃一点可以养血平肝，对于肝阳上亢引起的高血压有良好的食疗作用。尤其是春季，阳气随季节升发，往往会导致阴血不足，大脑不能得到足够的氧分就会容易疲劳，人也就会容易困倦。多吃一些养阴补血的食物可以改善春困。

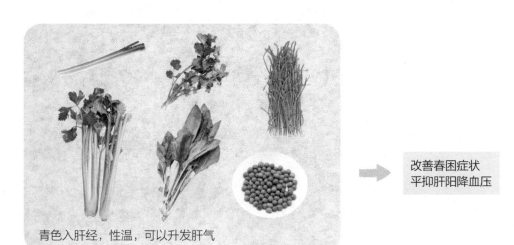

青色入肝经，性温，可以升发肝气

改善春困症状
平抑肝阳降血压

> **● 小贴士**
>
> 青色的酸味食物对肝的滋补效果更佳，但是春天不宜食用青色的酸味食物，因为滋阴太过，反而不利于人体清阳之气的升发，反而会出现春困、消化不良等一系列症状。

🍃 青色食物促进肝气循环

肝为刚脏，以血为体，以气为用。只有肝气正常运血行经，人体的气机才会调畅，人的情绪才会保持平和，各个器官的功能才能正常发挥出来。青色食物入肝经，对肝气的升发和平抑有很好的调节作用，适量食用相应的绿色食物，可以促进人体的健康。西蓝花、青苹果这类青色食物，都能促进肝气的循环，调畅人体的气机。

🍃 青色食物可助肝解毒

大部分青色食物中的维生素 C 含量非常可观，维生素 C 可以帮助肝脏解毒，减轻肝脏的负担，是肝脏的保护神。因为维生素 C 时可以促进肝细胞的再生能力，并能促进肝糖原的合成，改善肝脏的新陈代谢功能。维生素 C 可以促进胆红素快速排出人体，有利于维护肝脏的健康。

还有部分青色食物中虽然维生素 C 的含量不多，甚至没有，但是因其含有其他抗毒病物质，也有很强的保肝护肝作用。如绿豆中的黄酮类化合物、植物甾醇等生物活性物质可能也有一定程度的抑菌抗病毒作用。绿豆中所含的蛋白、鞣质和黄酮类化合物可解机磷农药、汞、砷、铅中毒，因其可以与这些有毒物质生成不易被胃肠道吸收的物质。

🍃 青色食物可保护眼睛

青色食物中 β 胡萝卜素的含量比较高，如菠菜、西蓝花、荠菜等均含有丰富的 β 胡萝卜素，β 胡萝卜素在人体内可以转换成维生素 A，维生素 A 可以补养肝脏，并可以保护眼睛，预防干眼症、眼疲劳等病症的发生。

青色食物	β 胡萝卜素（微克）	维生素 C（毫克）
西蓝花	7210	51
荠菜	2590	43
韭菜	1410	24
芹菜叶	2930	22

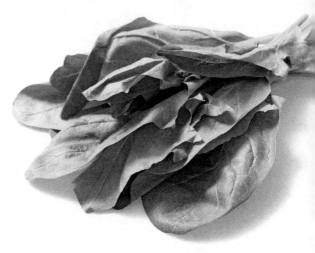

菠菜
滋阴补血、祛肝火

性味：性寒，味甘淡
归经：归肠、胃经
建议每日用量：100克

· 对肝脏的好处

　　菠菜可以滋阴养血，祛肝火。菠菜含有丰富的胡萝卜素，这种物质可以明目，同时它也可以阻止癌细胞在肝中的生成，有很好的养肝作用。菠菜含有一定量的铁元素和维生素C，可以促生肝血，有养肝补血、预防缺铁性贫血的功效，同时还可提高肝脏的解毒能力。菠菜中含有大量的膳食纤维，可以促进甘油三酯和胆固醇排出体外，减轻肝脏的负担。

· 对人体的其他益处

润肠通便

调节脂肪代谢

补血

预防眼病

降低中风的危险

· 人群宜忌

✅ 一般人都可食用，特别适合高血压、糖尿病、痔疮便血、贫血、夜盲症、皮肤粗糙、肾炎、肾结石患者食用。长期操作电脑及长期接触电磁辐射的人应常食菠菜。

❌ 脾虚便溏者不宜多食。

· 搭配宜忌

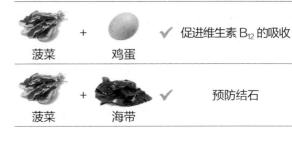

菠菜 ＋ 鸡蛋 ✔ 促进维生素 B_{12} 的吸收

菠菜 ＋ 海带 ✔ 预防结石

· 怎么吃最养肝

菠菜水焯更健康

　　菠菜中的草酸含量很高，吃菠菜之前要先用沸水烫软，捞出再做菜，这样可以有效去除菠菜中的草酸，以免影响钙质吸收及对肾脏的损害。

菠菜不宜与高钙食物搭配

　　菠菜中的草酸含量比较高，即使水焯，也不可以去掉所有的草酸，如果与豆腐、虾皮等含钙高的食物搭配，会造成钙营养素的损失。

菠菜瘦肉粥 滋阴补肝血

材料 红根菠菜50克，猪肉60克，白粥1
小碗。

调料 香油少许。

做法

❶ 将菠菜洗净，焯水，切成小段；将猪
肉洗净，切小片。

❷ 待锅内白粥煮开后放入肉片，稍煮至
变色加菠菜段，煮熟后放入香油，煮
开即可。

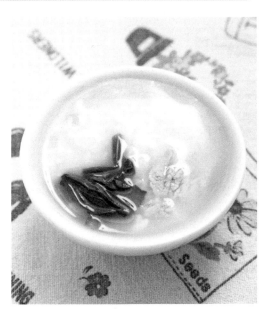

功效

红根菠菜可以补血清肝火，猪肉可以滋
阴补虚，这两种食材搭配，可以起到滋
阴补肝血，增加人体抵抗力的作用。

花生菠菜 平肝健脾、预防溃疡

材料 熟花生米50克，菠菜300克。

调料 蒜末2克，盐3克，香油5克。

做法

❶ 菠菜择洗干净，入沸水中焯30秒，捞
出，凉凉，沥干水分，切段。

❷ 取盘，放入菠菜段、熟花生米，用蒜
末、盐和香油调味即可。

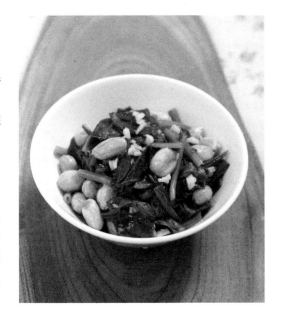

功效

花生富含不饱和脂肪酸和维生素E，
能润肠通便、促进消化与分解，并能
预防肝细胞衰老；菠菜富含胡萝卜素
和膳食纤维，能保护胃黏膜，二者搭
配可平肝健脾、预防溃疡。

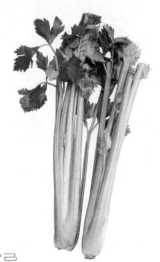

芹菜

平肝利水，降脂降压

性味：性凉，味甘
归经：入肺、胃、肝经
建议每日用量：120~150 克

· 对肝脏的好处

　　芹菜可以平肝利水、降脂降压。芹菜中膳食纤维含量比较高，可以促进血液和脏腑中的甘油三酯和胆固醇排出体内，减少肝脏被脂肪浸润的机会。芹菜尤其是芹菜叶中的维生素 C 含量很高，可以帮助肝脏排毒。芹菜中的的类黄酮物质也可以减少血液和肝脏中的胆固醇含量，预防脂肪肝。

· 对人体的其他益处

　　降血脂、防止动脉粥样硬化

　　利尿消肿

　　通便

　　防止妊娠性高血压

　　养血补虚

　　防癌抗癌

· 人群宜忌

✅ 一般人均可食用，尤其适合高血压、糖尿病、高脂血症、脂肪肝、乳糜尿、眩晕、热淋、尿浊、小便不利、尿血、月经先期、胃热呕逆、神经衰弱、贫血患者食用。孕妇经常食用可预防妊高征。

❌ 备孕的男士不宜过多食用芹菜，因芹菜有伤精子的作用。脾胃虚寒、大便溏薄者也不宜多食。

· 搭配宜忌

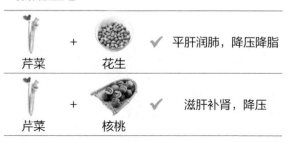

| 芹菜 | + | 花生 | ✔ | 平肝润肺，降压降脂 |
| 芹菜 | + | 核桃 | ✔ | 滋肝补肾，降压 |

· 怎么吃最养肝

芹菜榨汁平肝效果好

　　芹菜榨汁有很强的平肝功效，对于因肝火旺而轻度升高的高血压患者有调理作用。将 500 克芹菜洗净，榨成汁，去渣取汁，可加入适量柠檬汁和蜂蜜调味。

芹菜叶的护肝作用更强

　　芹菜叶的味道比茎更重，是因为其所含的营养物质比茎更丰富的原因。所以在食用芹菜时一定不要将叶丢掉，它的护肝作用更显著。

芹菜拌海带 降脂排毒

材料 鲜海带 100 克,芹菜 80 克,海米 10 克。

调料 醋、香油、盐各适量。

做法

❶ 海带洗净后切成丝;海米泡发,洗净后切碎;芹菜洗净后切成段。

❷ 海带和芹菜分别放入沸水中焯一下,捞出沥干水;海米、海带和芹菜一起放入盆内,加入醋、香油、盐拌匀即可。

功效

芹菜中含有的芳香类植物化学物质有明显的降脂降压效果,海带中含有的丰富的膳食纤维既可以促进脂肪排出体外,也可促进肠道内的其他垃圾快速排出体外。二者搭配可以提高肝的代谢脂肪、排毒效率。

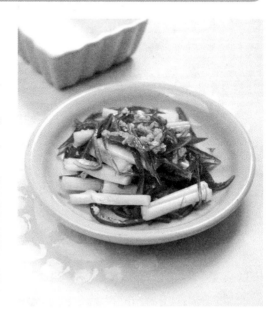

银耳拌芹菜 滋阴、平肝降火

材料 干银耳5克,芹菜250克。

调料 蒜末、盐、鸡精各适量,香油3克。

做法

❶ 干银耳用清水泡发,择洗干净,入沸水中焯透,捞出,过凉,沥干水分,撕成小片;芹菜择洗干净,放入沸水中烫熟,捞出,过凉,沥干水分,切段。

❷ 取盘,放入银耳和芹菜段,加蒜末、盐、鸡精和香油拌匀即可。

功效

芹菜可以平肝降压,生津利尿,降低血脂;银耳可以滋阴润肺,促进胆固醇的代谢;二者搭配可以滋肝阴,降肝火,降脂利尿。

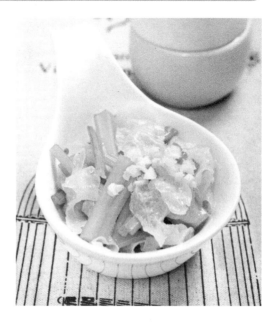

荠菜

护肝明目，降脂

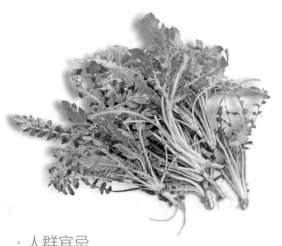

性味：性凉，味甘
归经：入肝、肺、脾经
建议每日用量：100克

· 对肝脏的好处

荠菜可以凉肝明目，降脂。荠菜含有乙酰胆碱、谷甾醇和季胺化合物，可以降低血液及肝脏里胆固醇和甘油三酯的含量。荠菜含有丰富的胡萝卜素，可以防止肝细胞癌变，并且有明目的作用。荠菜中所含的丰富维生素C可以促进肝脏排毒。荠菜所含的橙皮苷能够消炎抗菌，并增强体内维生素C的含量，对肝脏有双重保护作用。

· 对人体的其他益处

降血压

止血

宽肠通便

防止眼病

外用可治疖肿

· 人群宜忌

✅ 一般人均可食用，尤其适合产后出血、吐血、便血、血崩、痢疾、水肿、月经过多、肠炎、胃溃疡、感冒发热、目赤肿痛、高脂血症、高血压、冠心病、肥胖症、糖尿病、肠癌及痔疮患者食用。

❌ 荠菜有宽肠通便的作用，便溏泄泻者应慎食。

· 搭配宜忌

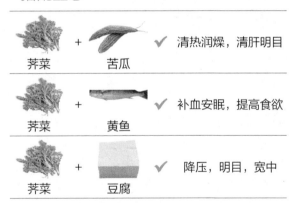

荠菜 + 苦瓜	✔ 清热润燥，清肝明目
荠菜 + 黄鱼	✔ 补血安眠，提高食欲
荠菜 + 豆腐	✔ 降压，明目，宽中

· 怎么吃最养肝

荠菜不要长时间煮炖

荠菜长时间煮炖颜色变黄，是因为其所含的部分营养成分遭到破坏，比如其所含的维生素C，维生素C的损失会导致它的养肝功效降低。

荠菜煮水喝，平肝效果更佳，降压很迅速

鲜荠菜6～9克，煎汁代茶饮，对肝阳上亢引起的高血压有特效。

荠菜蛋饼 保肝养肝，增强抵抗力

材料 荠菜 500 克，鸡蛋 3 个，面粉 200 克。

调料 盐2克，胡椒粉适量。

做法

❶ 荠菜洗净焯水，切碎放入大碗中，打入
3 个鸡蛋，放入盐和胡椒粉搅拌均匀。

❷ 倒入面粉和适量水搅拌均匀成半流动
的糊状。

❸ 电饼铛预热，两面刷上油，舀入面糊，
一勺一个饼，盖好电饼铛的盖子，按
下大饼键，提示音响起，开盖翻面，
盖上盖子等 1~2 分钟即可。

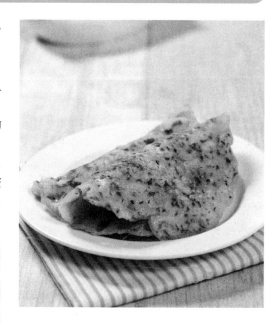

功效

荠菜既可凉肝明目，还能辅助降脂，
鸡蛋富含蛋白质，能够滋养肝细胞，
二者搭配口感清香，可保肝养肝，增
强抵抗力。

荠菜小米粥 平肝、明目

材料 小米100克，荠菜50克。

调料 香油、盐各适量。

做法

❶ 小米淘洗干净；荠菜洗净，切碎。

❷ 锅置火上，倒入适量清水烧开，放入
小米，用大火煮沸后转用小火熬煮，
将熟时加入荠菜碎，煮沸加盐、香油
调味即可。

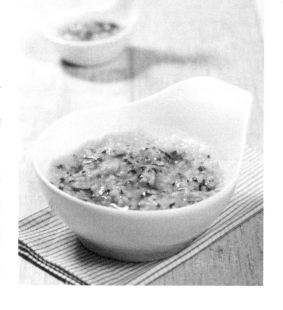

功效

荠菜可以平抑肝火，抗病毒，且能促
进肝及血液中胆固醇的代谢，与滋阴
补虚的小米搭配，可以起到平肝降火
的作用，对肝火旺导致的慢性肝炎、
高血压有比较好的调理作用。

韭菜

疏肝理气，通便降脂

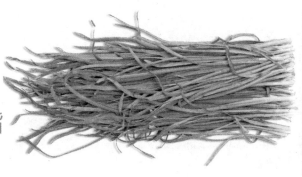

性味：味甘、辛、性温
归经：归肝、胃、肾经
建议每日用量：50克

·对肝脏的好处

韭菜可以疏肝理气，通便。韭菜中所含的挥发油和含硫化合物，有助于疏调肝气，增进食欲，增强消化功能，还能促进血液循环及降脂；韭菜中大量的膳食纤维有助于降低肝与血液中甘油三酯和胆固醇的水平。韭菜中的维生素C可以助肝排毒。韭菜中的胡萝卜素可以防止肝细胞发生癌变。

·对人体的其他益处

壮阳
润肠通便
减肥
增进食欲
温养脾胃

·人群宜忌

✓ 寒性体质，男性性功能减退，阳痿早泄，遗尿，尿频者；大便干结，习惯性便秘者宜食。

✗ 面红眼赤、腹泻、身体下焦有火、胃肠溃疡患者不宜食用。

·搭配宜忌

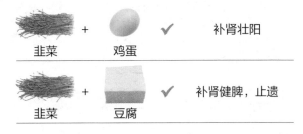

| 韭菜 | + | 鸡蛋 | ✓ | 补肾壮阳 |
| 韭菜 | + | 豆腐 | ✓ | 补肾健脾，止遗 |

·怎么吃最养肝

早春的韭菜味好，更养肝

春天正是人体肝气升发的时机。而韭菜可以助肝气的升发，且韭菜还有健脾理气的作用，不让过旺的肝火伤及脾胃，影响人的食欲。韭菜性温，春天吃韭菜还可以助人抵御春寒。

冬天吃韭菜暖肾滋肝

温性的韭菜可以补肾阳，冬天是肾藏精的季节，适量多吃些韭菜可以促进肾脏藏精。肝与肾同源，养肾就是间接养肝。所以冬季也应适量食用韭菜，达到肝肾同养的目的。

鸡蛋韭菜盒子 疏肝理气，健脾补虚

材料 韭菜末200克，鸡蛋3个，面粉500克。

调料 盐5克，香油适量。

做法

❶ 鸡蛋洗净，磕开，加盐调成蛋液，炒成块，盛出；韭菜末、鸡蛋块加香油、盐做成馅。

❷ 取面粉，加入温水，制成面团，醒20分钟，揉搓至无气泡，搓条，下剂子，擀成面皮，包入馅料，封口边，做成半月形生坯。

❸ 取平底锅放适量植物油烧至五成热，下入生坯，煎至两面金黄即可。

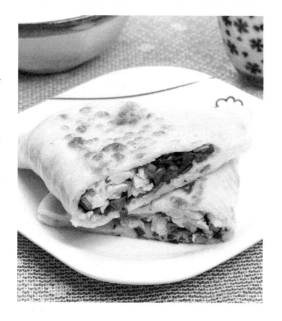

功效

韭菜可以舒发肝气，健脾；鸡蛋可滋阴润燥，补虚。

韭菜腰花 滋肝补肾

材料 韭菜 250 克，猪腰 150 克。

调料 料酒、葱姜汁、醋、盐、鸡精、水淀粉、植物油各适量。

做法

❶ 韭菜洗净切段；将猪腰撕去外皮，从中间片开，去筋膜和臊腺，切成细条，用料酒、葱姜汁、盐拌匀，腌渍入味。

❷ 锅内放适量油，待油烧热时，放入猪腰条用大火爆炒至变色，烹入醋炒至微熟。下入韭菜段和余下的料酒、葱姜汁、盐炒匀至熟，加鸡精，用水淀粉勾芡即可。

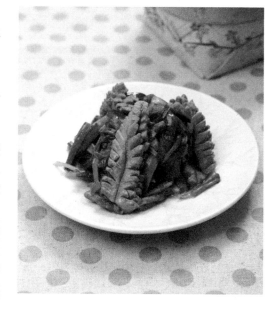

功效

韭菜有温肾助阳、滋养肝脏的功效，猪腰可补肾气、强腰，两者共用可滋肝补肾、消肿利尿。

西蓝花

清肝热防癌变

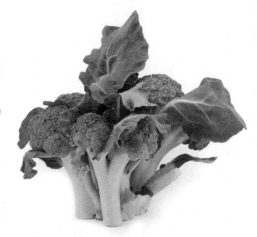

性味：性凉，味甘
归经：归肾、脾、胃经
建议每日用量：100克

·对肝脏的好处

西蓝花中含有萝卜硫素，可以阻止细胞发生癌变，对肝脏有很强的保护作用。西蓝花中的类黄酮除了可以抗病毒，还可以降低血液与肝中的胆固醇水平。西蓝花中的维生素 C 含量非常高，可以帮助肝脏排毒。胡萝卜素的含量也特别高，能防止肝细胞发生癌变。

·对人体的其他益处

抗癌

通便

增加人体抗病能力

软化血管，降脂、降压、降糖

预防脑出血

抗衰老

·人群宜忌

✅ 一般人均可食用，尤其适合高血压、糖尿病、脂肪肝、肝炎、高脂血症、乳腺癌、耳鸣健忘、脾胃虚弱、小儿发育迟缓、维生素 K 缺乏症者食用。

❌ 体内雌激素不足引发子宫出血患者，妇女更年期综合征患者、尿酸高及痛风患者不宜食用西蓝花。

·搭配宜忌

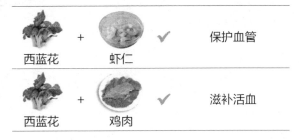

| 西蓝花 | + | 虾仁 | ✓ | 保护血管 |
| 西蓝花 | + | 鸡肉 | ✓ | 滋补活血 |

·怎么吃最养肝

秋天食用西蓝花，更养肝

秋天燥邪最盛，吃点性凉的西蓝花会获得更好的润燥清肝火的功效。

急火快炒加点醋，维生素 C 利用更充分

西蓝花中含有丰富的维生素 C，烹调时要采用急火快炒的方式，也可加点醋，以免造成维生素 C 的损失。

西蓝花蒸蘑菇 降脂，助肝排毒

材料 西蓝花500克，蘑菇100克。

调料 盐3克，蚝油、水淀粉各10克。

做法

❶ 西蓝花洗净，掰小朵；蘑菇切丁，二者装盘，放入蒸锅，盖上锅盖蒸10分钟左右。

❷ 取一小锅，将水、盐、蚝油混合煮沸，用水淀粉勾芡。

❸ 最后将蒸好的西蓝花取出，将芡汁浇于表面即可。

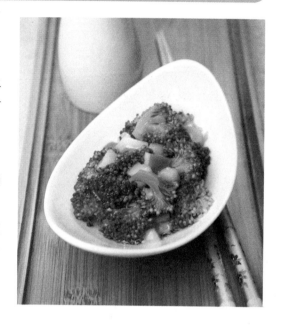

功效

西蓝花与蘑菇都是高膳食纤维的蔬菜，二者搭配可以更好地发挥膳食纤维保肝降脂、降胆固醇、助肝排毒的作用。

牛肉炒西蓝花 保肝补气

材料 西蓝花200克，牛肉150克，胡萝卜40克。

调料 料酒、酱油各10克，盐4克，淀粉、白糖、胡椒粉、葱末、蒜蓉、姜末各5克。

做法

❶ 牛肉洗净，切薄片，加盐、料酒、酱油、淀粉腌渍15分钟，放锅中滑炒至变色，捞出沥油；西蓝花洗净，掰成小朵；胡萝卜洗净，切片。

❷ 油锅烧热，下蒜蓉、姜末、葱末炒香，加入胡萝卜、西蓝花翻炒，放入牛肉，加料酒后略炒，再加盐、白糖、胡椒粉炒匀即可。

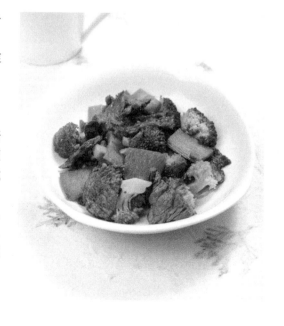

第三章 饮食调养，吃对养肝，吃错伤肝

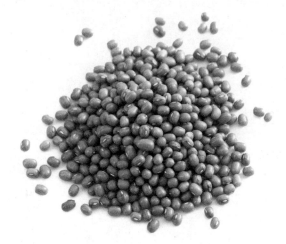

绿豆

助肝排毒，降脂

性味：性寒，味甘
归经：归心、胃经
建议每日用量：50~100克

·对肝脏的好处

绿豆可以助肝排毒，降脂。绿豆中所含的植物甾醇结构与胆固醇相似，植物甾醇与胆固醇竞争酯化酶，使胆固醇不能酯化而减少肠道对胆固醇的吸收，并可通过促进胆固醇异化，或在肝脏内阻止胆固醇的生物合成等途径，实现对肝脏的保护作用。绿豆还能抑制脂肪的吸收，可用于防止高脂血症并发脂肪肝。

·对人体的其他益处

清热
降压
增加免疫力
抗肿瘤
消肿
解暑

·人群宜忌

✅ 一般人均可食用，尤其适宜高血压、高脂血症、红眼病、肝火过旺者、体质偏热者食用。

❌ 绿豆性凉，身体虚寒或者脾胃虚寒者不宜过量食用，否则会出现腹痛腹泻等症状。

·搭配宜忌

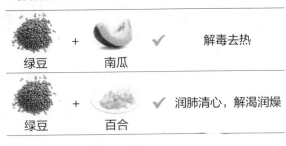

| 绿豆 | + | 南瓜 | ✔ | 解毒去热 |
| 绿豆 | + | 百合 | ✔ | 润肺清心，解渴润燥 |

·怎么吃最养肝

夏天喝点绿豆汤，防止心火伤肝木

夏天既热又湿，人的心火非常旺，而绿豆既可清热，又能利湿，很轻松就将心火降下来。心五行属火，肝五行属木。当心中阴阳平衡，心火并不会损伤肝木，一旦心阴不能制衡心阳，那么心火就会克伐肝木，造成肝脏的损伤。

烹调绿豆不要用铁锅，营养损失护肝效果差

绿豆中含有一种叫单宁的物质，它在高温下易与铁生成单宁铁。铁是在肝中进行代谢的，单宁铁会对肝脏造成伤害。

二米绿豆粥 滋阴去肝火，健脾胃

材料 小米 50 克，绿豆、大米各 30 克。

做法

❶ 大米、小米分别淘洗干净，大米用水浸泡 30 分钟；绿豆洗净，提前浸泡 8~10 小时，洗净，放入蒸锅中蒸熟。

❷ 锅置火上，倒入适量清水烧开，放入大米、小米，大火煮沸后改用小火煮 30 分钟，加入蒸好的绿豆，稍煮片刻即可。

功效

绿豆可以清热去肝火，小米可以滋阴养肾气，去脾胃中火，二者搭配煮粥，共奏滋阴降火、健脾胃之功。

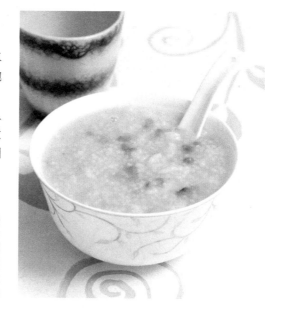

玉米绿豆饭 养护肝脏

材料 绿豆、玉米、大米各 30 克。

做法

❶ 绿豆、玉米、大米分别淘洗干净；大米浸泡 20 分钟；玉米浸泡 4 小时；绿豆浸泡一晚，用蒸锅蒸熟，待用。

❷ 用电饭锅做米饭，可先将浸泡好的玉米、绿豆入锅煮开约 15 分钟后加入大米做成饭，如用高压锅可一同下锅，做成米饭即可。

功效

玉米和绿豆搭配食用可以实现植物蛋白质的互补，从而提高蛋白质的吸收利用率。蛋白质可以促进肝细胞的生长和再生，养护肝脏。

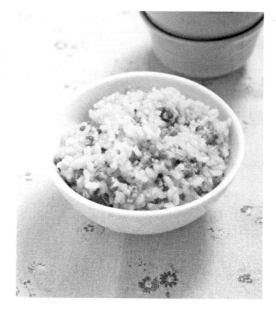

第三章 饮食调养，吃对养肝，吃错伤肝 ·

青豆

补肝养胃，强筋壮骨

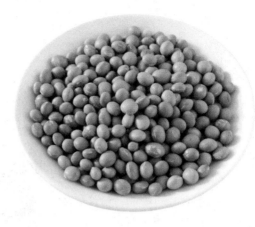

性味：味甘，性平
归经：脾、大肠经
建议每日用量：100克

· 对肝脏的好处

青豆补肝养胃，强筋壮骨。青豆中含有丰富的蛋白质和氨基酸，可以促进肝脏的自我修复，且含有大量的不饱和脂肪酸，可以降低血液中的胆固醇，减轻肝脏的负担。青豆中含有大量的抗氧化物质维生素 E，可以让肝脏免受自由基的攻击。青豆中还含有大量的膳食纤维，有助于脂肪和胆固醇排出体外，减轻肝脏的负担。

· 对人体的其他益处

提高免疫力

抗衰老

降血糖、降血压、降血脂

通便

软化血管

· 人群宜忌

✅ 一般人均可食用，尤其适合高血压、冠心病、脂肪肝、水肿等患者食用。

❌ 严重肝病、肾病、消化性溃疡、痛风等患者不宜食用青豆。

· 搭配宜忌

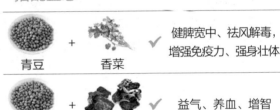

青豆 + 香菜	✔	健脾宽中、祛风解毒，增强免疫力、强身壮体
青豆 + 黑木耳	✔	益气、养血、增智

· 怎么吃最养肝

夏天吃青豆，护肝最佳选择

夏天人们易受湿热之毒的侵扰，尤其是心脏、脾胃、肝胆均是易被累及的脏腑。湿热之毒入侵人体时，人会胃口很差，尤其是对蛋白类食物会产生抵触情绪。这时青豆就是一个很好的选择。它不腻，既可以健脾利湿热，又富含优质蛋白，对肝细胞的修复有一定作用。

三色玉米甜羹 养肝抗衰老，抗癌护目

材料 青豆150克，枸杞子10克，嫩玉
米粒200克，菠萝丁30克。

调料 冰糖、水淀粉各适量。

做法

❶ 嫩玉米粒洗净，上笼屉大火蒸熟，凉
凉后捣碎；青豆与枸杞子分别洗净。

❷ 锅中加入适量清水烧开，倒入冰糖、
玉米碎、枸杞子、菠萝丁、青豆，大
火煮约5分钟，用水淀粉勾芡即可。

功效

青豆可以护肝防衰老，并能促进眼睛
的健康；玉米也是抗衰、抗癌、护目
的典型食材，二者再与滋肝补肾的枸
杞搭配，可以达到养肝抗衰老、抗癌
护目的作用。

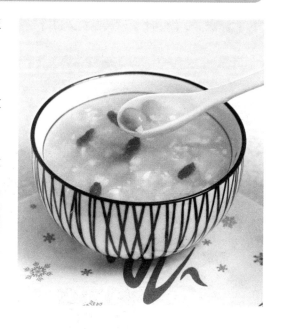

莲藕青豆汤 平肝健脾，强筋壮骨

材料 莲藕200克，青豆200克。

调料 红枣10克，姜丝、陈皮各5克，盐3
克，香油5克。

做法

❶ 青豆剥皮，洗净；莲藕去皮，洗净，
切片；红枣洗净。

❷ 锅置火上，倒入水煮沸，放入莲藕、
姜丝、陈皮、青豆和红枣煮沸。

❸ 转小火煮1小时，加盐、香油调味即可。

功效

青豆可滋补肝血，强筋壮骨，并能健
脾利水；莲藕有补益脾胃，益血生肌
的作用；二者搭配既能平肝健脾，又
能强筋壮骨。

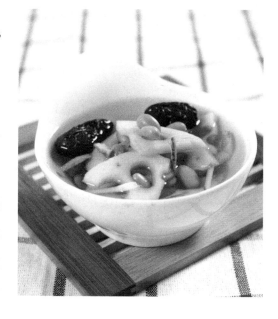

酸味食物保肝平安

🍂 五味入五脏，酸味入肝经

《素问·宣明五气》指出："酸入肝，辛入肺，苦入心，咸入肾，甘入脾。"适度食用酸味食物可以养肝，适量食用辛味食物则可以养肺，其他各味食物适量食用，可以补相应的脏器。

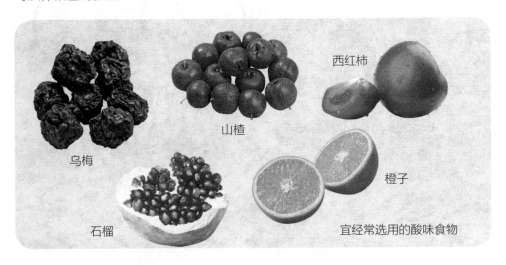

西红柿

山楂

乌梅

石榴

橙子

宜经常选用的酸味食物

🍂 酸味食物补血平肝火

酸味食物为什么可以养肝呢？因为酸味食物可以敛汗、止汗、止泻、涩精、收缩小便，减少人体阴液的流失，对于肝阴有补充和保护作用。适量食用酸味食物平抑因肝阴不足引起的肝阳上亢。也就是说酸味食物可以补肝阴肝血，平肝火。平时多汗、多尿、经常腹泻的人也宜多吃一些酸味食物，可以改善症状。

🍂 酸味食物可以促进胆汁分泌

《血证论·脏腑病机论》："木之性主乎疏泄。食气入胃，全赖肝木之气以疏泄之，则水谷乃化。设肝不能疏泄水谷，渗泄中满之证在所难免。"水谷的消化要靠肝的疏泄功能正常发挥，否则人就会出现腹胀、腹泻、消化不良等症状。酸味食物能舒缓肝胆压力，调节肝胆功能，促进胆汁的分泌，让进入肠胃的食物可以正常消化。如果选择酸味的青色食物，养肝效果则更好。如青梅、青苹果、葡萄等食材，在清热、平肝胆火方面效果更加显著。

● 酸性食物摄入过多伤脾胃

听从身体的要求，是人们进行保健的一条捷径。但任何食品的食用都要适度，否则物极必反。酸性食物吃得过多会使人的脾胃受伤，因为肝气过旺，肝木就会克制脾胃之土，脾的功能会受损。脾胃是人体的后天之本，如果脾胃受伤，不能再为人体补充养分，人的健康会受到极大的威胁。（参看前面的五脏相生相克图）

● 孕妇喜食酸味只因肝血亏虚

孕妇一般都喜欢吃酸味的食品，这是身体的一种本能。因为怀孕耗费的肝血量大，肝内的阴阳平衡被打破，阳气上亢，所以人就会想吃一些可以压制阳气的东西来平衡一下。孕妇可以多吃一些酸味食物：如葡萄、樱桃、杨梅、石榴、橘子、西红柿、石榴等以调整食欲，让肝内的阴阳得以平衡，从而达到促进胎儿健康的目的。

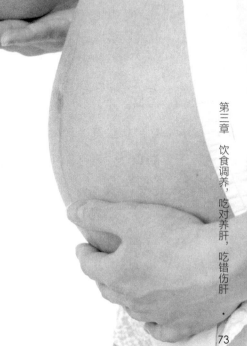

小贴士

身体缺乏什么营养时，一般会比较喜欢吃富含这类营养的食物，这是人体的聪明之处。但是也有例外，如糖尿病患者，他们经常想吃东西不是因为身体缺少营养，而是因为身体吸收不了，营养都积留在血液中，正无声无息地损害着他们的健康。所以糖尿病患者不仅不能遵从身体的呼声，还必须控制饮食。

山楂

滋肝健脾，活血化瘀

性味：性微温，味酸、甘
归经：归脾、胃、肝经
建议每日用量：20 克

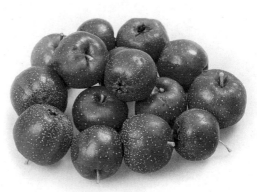

· 对肝脏的好处

　　山楂可以滋肝健脾，活血化瘀。山楂含有的山楂酸、柠檬酸、酒石酸可以滋补肝阴，有助肝脏消化功能的充分发挥。山楂中含有的大量维生素 C 可以帮助肝脏解毒，提高人体的抗癌能力。山楂中的黄酮类化合物能降低血液和肝脏中多余的脂肪和胆固醇，降低肝脏受脂肪浸润的风险。山楂中的脂肪酶可以促进体内多余脂肪的分解，有效减轻肝脏负担。

· 对人体的其他益处

　　消食化滞

　　降压降脂

　　强心，抗心律失常

· 人群宜忌

✔ 一般人均可食用，尤其适合糖尿病、脂肪肝、肝炎、消化不良、肥胖、高血压、高脂血症患者食用。

✘ 胃酸分泌过多、孕妇、儿童、经期、血友病、紫癜、胃肠道出血、视网膜出血、病后体虚及患牙病者不宜食用。

· 搭配宜忌

山楂 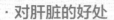	+ 枸杞子	✔	补肝益肾
山楂	+ 排骨	✔	祛斑消瘀
山楂	+ 红糖	✔	活血通经

· 怎么吃最养肝

过食山楂，反而伤肝

　　山楂的酸性比较强，过量食用，会破坏肝内的阴阳平衡，反而伤肝。

山楂不宜空腹吃，不宜生吃

　　山楂不能空腹吃，空腹少量食用，也会使胃酸猛增。

苦瓜山楂卷 平肝去火，健脾胃

材料 苦瓜 200 克，山楂卷 50 克。

调料 盐 2 克，蜂蜜少许。

做法

❶ 苦瓜洗净，切成寸段，去子及瓤，切成厚圈，放入锅中焯烫，冷水浸泡 20 分钟，捞出，撒入少许盐拌匀。

❷ 将山楂卷切成宽约半厘米的片，放入拌好的苦瓜圈中。

❸ 将做好的苦瓜山楂卷在盘子里摆出漂亮的造型，淋上蜂蜜食用即可。

功效

苦瓜为青色食物，入肝经，性凉可去肝火；山楂可以促进消化、降脂降胆固醇。二者搭配可以平肝去火、健脾胃。

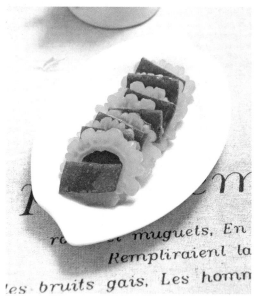

山楂烧豆腐 促进肝细胞的再生

材料 鲜山楂 50克，豆腐 200克。

调料 葱花、姜末、盐、植物油各适量。

做法

❶ 将山楂用清水浸泡 5 分钟，洗净、去蒂、除子；把豆腐洗净，切小块。

❷ 锅置火上，倒油烧至七成热，炒香葱花、姜末，放入豆腐块翻炒均匀，加少量清水大火烧开，转小火烧 5 分钟，下入山楂略炒，加盐调味即可。

功效

山楂可以促进人体内的脂肪代谢；豆腐是优质蛋白的来源，可以促进肝细胞的修复；二者搭配可以更好促进肝细胞再生，并可降血脂。

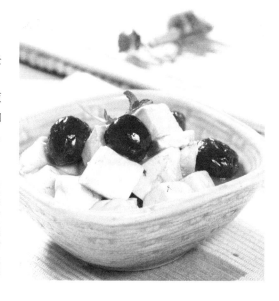

葡萄

滋阴养肝、补充肝糖原

性味：性平，味甘、酸
归经：入肺、脾、肾经
建议每日用量：100 克

·对肝脏的好处

葡萄富含大量的糖分，可以滋阴养肝，快速补充肝糖原。葡萄皮含丰富的白藜芦醇和黄酮类物质，可降低血液中的胆固醇含量。葡萄皮和子中含有大量的花青素，这种物质可以防止肝细胞受到自由基的攻击。葡萄中含有天然的聚合苯酚，能与病毒或细菌中的蛋白质结合，从而增强肝脏的解毒能力。

·对人体的其他益处

补血
降压
生津止渴
强筋壮骨
通利小便

·人群宜忌

✓ 一般人均可食用，尤其适合肾炎、高血压、肝炎、神经衰弱、贫血、肺虚咳嗽、盗汗、腰腿痛、癌症患者食用。

✗ 肥胖、脂肪肝患者不宜过多食用，葡萄所含糖分高，易造成人体热量摄入过剩，且葡萄中的糖分极易被人体吸收，会导致人体血液中的葡萄糖水平迅速升高，所以糖尿病患者也不宜食用葡萄。

·搭配宜忌

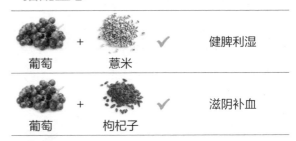

| 葡萄 | + | 薏米 | ✓ | 健脾利湿 |
| 葡萄 | + | 枸杞子 | ✓ | 滋阴补血 |

·怎么吃最养肝

葡萄带皮吃，养肝更给力

葡萄皮中含有大量的白藜芦醇、花青素和黄酮类物质，这些营养素有强大的抗氧化功效，可以更好地保护肝细胞免受人体内自由基的攻击。所以吃葡萄时，最好不要将皮剥掉。

葡萄猕猴桃汁 保肝护肝

材料 葡萄 100 克，猕猴桃 100 克，牛奶 150 克。

调料 柠檬 30 克。

做法

❶ 葡萄连皮用盐水洗净，切成两半去子；柠檬榨汁；猕猴桃去皮，切块。

❷ 将所有材料放入榨汁机中，按下开关，榨成汁后倒入杯中即可。

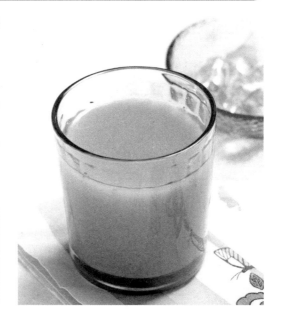

功效

葡萄可以迅速补充肝糖原，缓解疲劳；猕猴桃中含有大量的维生素C，可以帮助肝脏解毒；牛奶富含蛋白质，可以修复肝细胞。

葡萄芦笋汁 减轻肝脏压力

材料 葡萄 50克，芦笋 200克。

调料 蜂蜜适量。

做法

❶ 将葡萄洗净，去核；将芦笋洗净，切小段。

❷ 将上述食材倒入全自动豆浆机中，加入少量凉饮用水，按下"果蔬汁"键，搅打均匀后倒入杯中，加入蜂蜜调味即可。

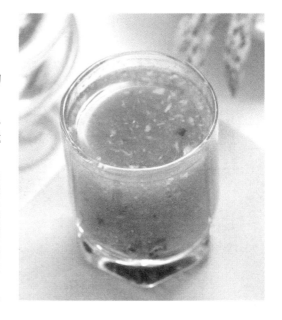

功效

葡萄皮含丰富的白藜芦醇和黄酮类物质，可降低血液和肝中的胆固醇含量，减少脂肪堆积，减轻肝脏的负担；且芦笋中的膳食纤维可以促进人体中甘油三酯和胆固醇排出体外，降低肝脏的代谢压力。

青苹果

养肝阴，促排毒

性味：性凉，味甘、酸
归经：归脾、胃、大肠经
建议每日用量：150 克

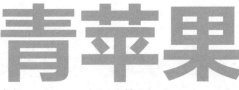

·对肝脏的好处

青苹果有养肝阴、助排毒的作用，还可以舒肝解郁。常吃青苹果可以预防肝郁引起的抑郁症。青苹果中的果酸含量高，助消化能力强，可以减轻肝脏的工作负担，这是青苹果的滋肝阴效果比其他颜色的苹果更好的主要原因。

青苹果中的胶质可以帮助肝脏清除人体内多余的脂肪和胆固醇。

·对人体的其他益处

美白牙齿、皮肤

生津润肺

除烦止渴

止泻

解暑醒酒

排毒减肥

·人群宜忌

✅ 慢性胃炎、消化不良、气滞不通、便秘、慢性腹泻、神经性肠炎、高血压、高脂血症和肥胖症患者宜食。

❌ 溃疡性结肠炎患者及胃寒症患者忌生食苹果。

·搭配宜忌

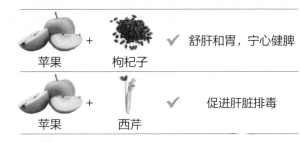

| 苹果 + 枸杞子 | ✔ | 舒肝和胃，宁心健脾 |
| 苹果 + 西芹 | ✔ | 促进肝脏排毒 |

·怎么吃最养肝

吃苹果不要吃核，否则会伤肝

苹果核很少，有的人吃时懒得将其剔除，以为是无所谓的事，其实不然。苹果核中含有毒物质氰氢酸，这种物质一旦在人体中聚积到一定的量，就会造成肝脏损伤。

生吃、熟吃功效不同

生吃苹果可通便，还能瘦身、美颜。苹果蒸着吃有很好的治疗腹泻效果，做法是苹果洗净、切小块，隔水蒸熟。

牛肉苹果汤 促进肝脏自我修复

材料 牛肉120克，青苹果150克，豌豆80克。

调料 盐2克，姜片、香菜各适量。

做法

① 牛肉洗净，切块；青苹果洗净，去皮、去核，切块。

② 将牛肉放入锅内，加适量水大火煮沸，转小火煮至熟透；将豌豆、姜片放入锅内，转大火煮沸，加入苹果块，小火炖煮至熟，放盐、香菜调味即可。

功效

牛肉含有丰富的蛋白质，有利于肝脏的修复；青苹果可以促进胆汁分泌，使人体快速消化吸收营养物质；二者搭配可以促进肝脏自我修复。

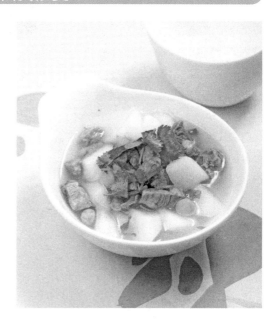

青苹果烧鸡翅 补肝血，健脾益肾

材料 鸡翅500克，青苹果1个（约250克）。

调料 姜片10克，盐4克，番茄酱、生抽、白糖、醋各15克。

做法

① 鸡翅洗净，焯水，捞出，控干；苹果洗净，切块。

② 锅置火上，倒油烧热，调中小火，倒入鸡翅煎至两面金黄，放入苹果也煎一下。

③ 放入番茄酱、姜片、生抽、盐、白糖、醋，调成酸甜味。

④ 倒适量清水，没过鸡翅的一半，大火煮开，中火煮10分钟，翻面，收汁即可。

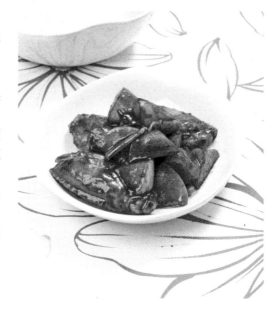

第三章 饮食调养，吃对养肝，吃错伤肝

柠檬

滋肝护肝，助肝解毒

性味：性平，味酸
归经：归肝、胃经
建议每日用量：25克

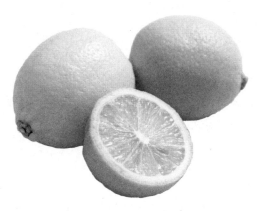

·对肝脏的好处

柠檬中含有大量的柠檬酸，酸入肝经，可以滋补肝阴、平抑肝火，对于肝火过旺引发的症状有明显的改善作用。柠檬中大量的维生素 C 可以促进肝脏排毒。

·对人体的其他益处

美白祛斑

杀菌

抗坏血病

止呕

解暑

促进食欲

·人群宜忌

✅ 一般人均可食用，尤其适合糖尿病、皮肤色素沉着、感冒、坏血病、肾结石、口干烦渴、消化不良、胃呆呃逆、高脂血症、高血压、心脑血管病、心肌梗死、癌症、维生素 C 缺乏患者及肾结石患者、孕妇胎动不安者食用。

❌ 牙痛、消化道溃疡、结石患者忌食。

·搭配宜忌

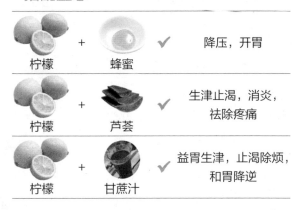

柠檬 + 蜂蜜	✓	降压，开胃
柠檬 + 芦荟	✓	生津止渴，消炎，祛除疼痛
柠檬 + 甘蔗汁	✓	益胃生津，止渴除烦，和胃降逆

·怎么吃最养肝

柠檬是百搭的调味水果

柠檬口感极酸，一般不直接食用，是调味去腥、冲泡饮料、做甜点的不二选择，比如吃牛排、三文鱼刺身的时候一定少不了柠檬汁。经常用柠檬片泡水饮用，能润嗓、止咳、化痰，还能促进血液循环，保持肌肤弹性。

黄瓜柠檬饮 滋阴降肝火，排毒

材料 柠檬 50 克，黄瓜 200 克。

调料 蜂蜜 5 克。

做法

❶ 黄瓜洗净，切丁；柠檬去皮、去子，切块。

❷ 将黄瓜丁与柠檬块放入果汁机中，加适量的饮用水打成汁，加蜂蜜即可。

功效

黄瓜能清肝热，帮助肝脏解毒，代谢脂肪和胆固醇；柠檬可以滋补肝阴，强化肝脏的消化功能，预防肝细胞癌变，还有助于肝脏解毒；二者搭配可以滋阴降肝火，排毒。

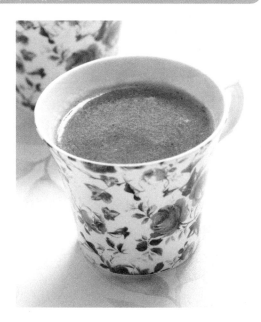

柠檬荸荠汤 促进消化，解毒，护肝

材料 柠檬1个，荸荠10个。

调料 蜂蜜适量。

做法

❶ 柠檬洗净，切片；荸荠去皮，洗净，切片。

❷ 两种原料一同入锅，加适量水煮一沸即可盛入汤碗，待汤变温，加蜂蜜调味。

功效

这道汤可以滋阴护肝。促进肝脏消化能力的柠檬与可以凉血解毒、利尿通便、化湿祛痰、消食除胀的荸荠配伍，发挥出更好的促进消化、解毒、护肝的作用。

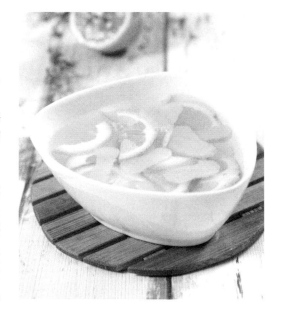

橘子

舒理肝气，生津滋阴

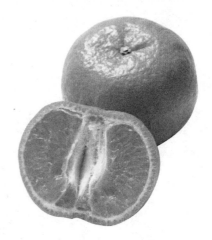

性味：性凉，味甘、酸
归经：归胃、肺经
建议每日用量：1~3个

·对肝脏的好处

橘子具有舒理肝气、生津滋阴的作用。橘子中的肌醇是水溶性纤维素，是 B 族维生素中的一种，能通畅体内脂肪循环，防止多余的脂肪存积在肝脏中，能有效防止脂肪肝，被称为"抗脂肪肝维生素"。

橘子中的膳食纤维和果胶能促进胆固醇的排出，减少血液中血脂含量；橘皮苷可以降低胆固醇在血管内的沉积。

·对人体的其他益处

通便

降脂

增进食欲

软化血管

预防胃癌

·人群宜忌

✓ 一般人均可食用，尤其适合肺热痰多、慢性支气管炎、急性喉炎、消化不良、胃炎、乳腺炎、慢性腰痛、胸痛、疝气、睾丸痛、痛风患者食用。

✗ 风寒感冒咳嗽、脾胃虚弱、女性生理期及产妇不宜食用。儿童不宜过多食用橘子。

·搭配宜忌

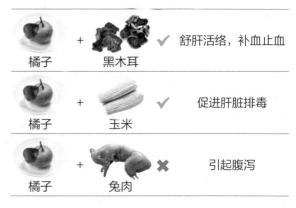

橘子	+	黑木耳	✓	舒肝活络，补血止血
橘子	+	玉米	✓	促进肝脏排毒
橘子	+	兔肉	✗	引起腹泻

·怎么吃最养肝

吃橘络可将橘子的功效发挥到极致

橘络有生津止渴、祛痰止咳的作用，吃的时候不宜将其祛除，尤其是肝火旺时，吃些橘络可以改善因肝火犯肺导致的咳嗽。

山楂橘子羹 疏理肝气，保护肝脏

材料 山楂糕、橘子各 250 克，白糖、水淀粉各适量。

做法

❶ 将山楂糕切成碎块；橘子去皮及核，并切成块。

❷ 锅置火上，加入适量清水，水沸后将山楂糕放入锅中煮 15 分钟，再放入白糖和橘子，水开后勾稀芡即可。

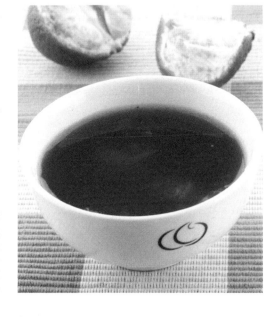

功效

山楂富含维生素C，可以降压降脂，缓解脂肪肝；橘子可促进肝脏细胞代谢，调理肝脏疾病。

生姜橘子苹果汁 养肝排毒

材料 生姜10克，橘子150克，苹果50克。

做法

❶ 生姜洗净，切碎；橘子去皮，切小块；苹果洗净，去核，切块。

❷ 将处理好的生姜、橘子和苹果放入榨汁机中，倒入凉开水，用榨汁机打磨细腻即可。

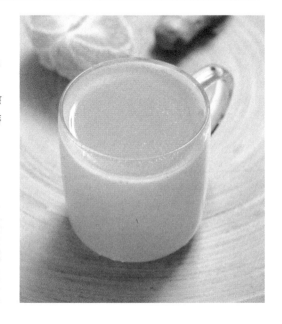

功效

橘子可以舒理肝气，促进肝脏排毒，并可预防肝细胞发生癌变；生姜可以杀菌、提高免疫力；苹果可以促进排毒。这道果汁可以养肝排毒。

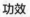

第三章 饮食调养，吃对养肝，吃错伤肝 ·

猕猴桃

补肝清热，防止肝细胞老化

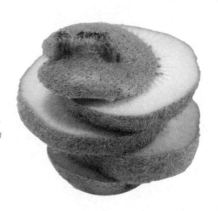

性味：性寒，味甘、酸
归经：归肝、胃、肾经
建议每日用量：100~200克

·对肝脏的好处

猕猴桃可以补肝清热，防止肝细胞老化。猕猴桃中含有大量的维生素C，这种物质可以促进肝脏排毒。猕猴桃中维生素E含量也不少，可以让肝脏免受自由基的攻击，防止肝细胞老化。

·对人体的其他益处

改善消化不良

止呕，增进食欲

增白、淡斑

防癌，增强免疫力

预防眼病

预防抑郁症

·人群宜忌

✅ 一般人均可食用，尤其适合冠心病、肝炎、关节炎、乳腺癌、高血压、尿道结石、食欲缺乏、维生素C缺乏、免疫力低下、胃癌、肺癌、消化不良者食用。

❌ 慢性胃炎、痛经、闭经、腹泻、先兆流产、月经过多、尿频者不宜食用。

·搭配宜忌

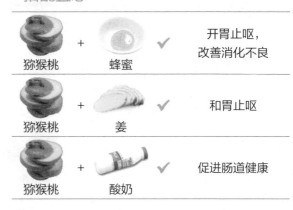

猕猴桃	+ 蜂蜜	✓	开胃止呕，改善消化不良
猕猴桃	+ 姜	✓	和胃止呕
猕猴桃	+ 酸奶	✓	促进肠道健康

·怎么吃最养肝

吃完烧烤吃点猕猴桃助消化

吃烧烤食物，体内容易产生亚硝酸盐，这种物质能引发癌症。猕猴桃含有大量的维生素C，能够抑制亚硝酸盐的生成。吃完烧烤之后吃1~2个猕猴桃，可以抑制亚硝酸盐的生成，有间接防癌的效果。

酸甜猕猴桃虾仁沙拉 滋养肝细胞

材料 猕猴桃 3 个，虾仁 6 只，鸡蛋 1 个。
调料 淀粉、沙拉酱各适量。
做法

① 猕猴桃洗净、对半切开，挖出果肉，连皮的部分做成猕猴桃盅，挖出的果肉切丁；鸡蛋搅拌成蛋汁备用；鲜虾仁洗净，分别裹上蛋汁，再蘸淀粉。

② 锅中放油，将虾仁煎成金黄色，捞出放凉。鸡蛋炒熟切开块。

③ 猕猴桃盅内放虾仁、猕猴桃肉和鸡蛋用沙拉酱拌匀。

功效

猕猴桃能提供大量的维生素C，保护肝脏免受毒素侵害，虾仁和鸡蛋可提供优质蛋白质，帮助修复肝细胞。

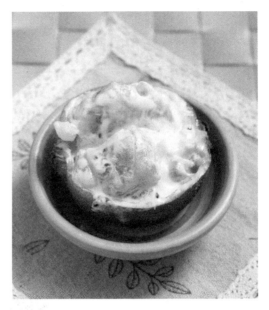

西芹猕猴桃汁 养肝，降压

材料 西芹50克，猕猴桃150克。
做法

① 西芹洗净，去叶，切小段；猕猴桃去皮，切丁。

② 将上述食材放入果汁机中，加入适量饮用水搅打，打好即可。

功效

西芹有养肝、祛肝火、平肝阳的作用；猕猴桃可以让肝脏免受自由基的攻击，防止肝细胞老化；二者打汁饮用可以养肝、降压。

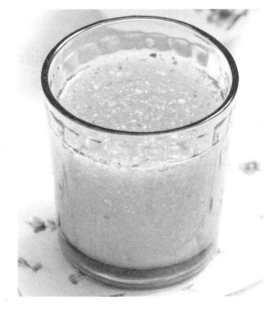

第三章 饮食调养，吃对养肝，吃错伤肝

醋

提高肝脏的疏泄能力

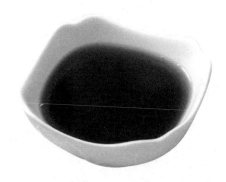

性味：性平，味酸
归经：归肝、胃经
建议每日用量：20克

· 对肝脏的好处

醋味酸入肝经，可以提高肝脏的疏泄能力，促进食物在人体中的消化和排出，防止有毒物在人体的驻留。

醋中含有有机酸，可以抑制胆固醇的合成，并能促进肝胆汁分泌，促进甘油三酯和胆固醇的排泄，防止其堆积在肝中，从而起到保护肝脏的作用。

· 对人体的其他益处

助消化

改善失眠

软化血管

降血糖、降血压、降血脂

利尿通便

· 人群宜忌

✅ 一般人均可食用，尤其适合糖尿病、脂肪肝、高血压、冠心病、急慢性传染性肝炎、胆道蛔虫病、蛲虫病、肥胖症、高脂血症、失眠患者食用。

❌ 脾胃虚弱、胃肠溃疡和胃酸过多、做过胆囊切除手术的人不宜食醋。

· 搭配宜忌

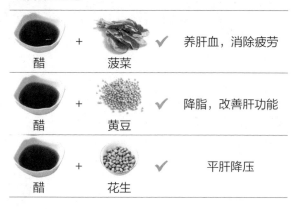

醋	+	菠菜	✓	养肝血，消除疲劳
醋	+	黄豆	✓	降脂，改善肝功能
醋	+	花生	✓	平肝降压

· 怎么吃最养肝

炒菜加一点食醋，养肝其实很容易

维生素 C 和除叶酸外的其他 B 族维生素在酸性条件下稳定。在做菜时，可以适量加点醋，不仅可以增加食欲，还可以减少维生素 C 和 B 族维生素的损失，更有利于保养肝脏。

醋熘白菜丝 疏肝，预防脂肪肝

材料 白菜帮400克。

调料 葱丝、姜末、蒜末各5克，醋15克，盐3克，植物油适量。

做法

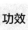 白菜帮洗净，切成条。

❷ 锅内倒油烧热，爆香葱丝、姜末、蒜末，倒入白菜翻炒至白菜帮变软，加入盐和醋翻炒均匀即可。

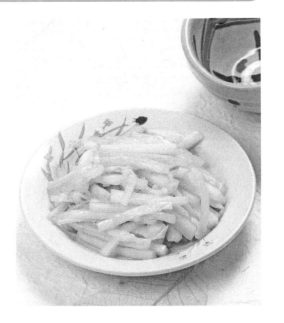

功效

白菜中富含膳食纤维，可排除体内多余的脂肪，避免脂肪堆积在肝脏，醋能提高肝脏的疏泄能力。

糖醋白菜心 促进肝脏排毒

材料 大白菜心200克，醋10克。

调料 香菜、白糖各5克，盐3克，香油适量。

做法

❶ 大白菜心择洗干净，沥干水分，切丝；香菜择洗干净，沥干水分，切段。

❷ 取小碗，加盐、白糖、醋和香油搅拌均匀，制成调味汁。

❸ 取盘，放入白菜丝，淋上调味汁，撒上香菜段即可。

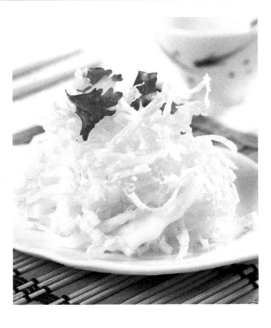

功效

醋能促进胆汁的分泌；白菜富含维生素C、膳食纤维，能保养肝脏，促进排毒。二者搭配可以更好地促进肝脏排毒。

酸奶

促进肝脏分泌胆汁

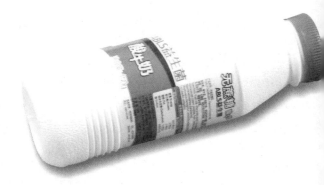

性味：性寒，味酸甘
归经：归胃、肠经
建议每日用量：150~200克

· 对肝脏的好处

酸奶中含有多种酶和有机酸，能促进胃液的分泌，也能促进肝脏分泌胆汁，强化消化功能，避免脂肪在腹部堆积，降低患脂肪肝的风险。

酸奶中含有较多钙质，能抑制人体内胆固醇合成酶的活性，减少胆固醇在肝脏中的合成，降低它对肝脏的损害。

· 对人体的其他益处

促进消化

补钙，预防骨质疏松

防癌

降脂

防止动脉粥样硬化

· 人群宜忌

✅ 一般人均可食用，尤其适宜身体虚弱、气血不足、营养不良、肠燥便秘、高胆固醇血症、动脉硬化、冠心病、脂肪肝、糖尿病、高血压、贫血、乳糖不耐受者食用。

❌ 胃酸过多者、胃肠道手术后的病人、腹泻或其他肠道疾患的患者不宜食用。

· 搭配宜忌

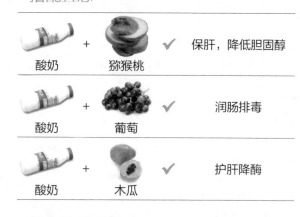

酸奶	猕猴桃	✔	保肝，降低胆固醇
酸奶	葡萄	✔	润肠排毒
酸奶	木瓜	✔	护肝降酶

· 怎么吃最养肝

酸奶不宜加热饮用

酸奶中的乳酸菌不耐高温，因此一定不要加热食用，保存时也一定要冷藏。

酸奶不要空腹饮用

空腹时胃液酸度较高，此时喝酸奶会破坏其中的有益菌，以饭后 2 小时饮用效果最佳。

酸奶水果沙拉 促消化，排毒

材料 青苹果100克，哈密瓜20克，梨50克，草莓50克，火龙果肉50克，原味酸奶200毫升。

做法

❶ 将各种水果（草莓除外）去皮，切小丁；草莓洗净，对半切开。

❷ 将酸奶倒入水果中拌匀即可食用。

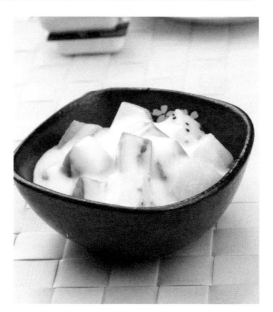

功效

酸奶和水果均有滋阴的作用，且酸奶因含有大量的益生菌，可以促进营养物质的消化吸收；水果中含有丰富的维生素C和各种有强抗氧化作用的植物化学物质，酸奶与多种水果相搭配促消化、排毒功能更显著。

葡萄黑芝麻酸奶 养肝排毒，抗衰老

材料 葡萄80克，苹果120克，酸奶150毫升。

调料 黑芝麻15克。

做法

❶ 黑芝麻炒熟；苹果洗净，去核，切小块；葡萄洗净，切块。

❷ 将苹果、葡萄、黑芝麻倒入榨汁机中，加酸奶榨成汁即可。

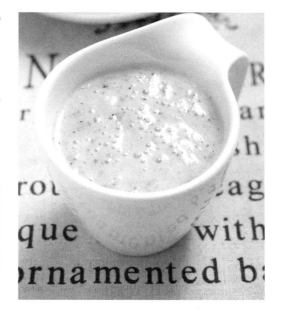

功效

酸奶可以为肝脏修复提供优质蛋白质，并可促进消化，还能促进维生素E的吸收和利用；葡萄和苹果为酸味食物，可以滋补肝血，促进排毒；几者搭配可以起到养肝排毒、抗衰老的作用。

第三章 饮食调养，吃对养肝，吃错伤肝

富含养肝营养素的食物

🍢 脂肪：促进肝脏营养的全面吸收

健康的肝脏中含有约 4%～5% 的脂肪，肝细胞通过细胞膜不断分解、代谢来自消化器官的脂肪，一旦体内缺乏脂肪，肝脏将无法正常工作。脂肪还能促进脂溶性维生素，如维生素 A、维生素 E 等的吸收，促进肝脏全面吸收营养。

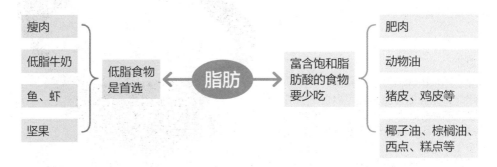

🍢 蛋白质：修复受损的肝脏，促进肝细胞再生

蛋白质能促进肝脏的抗病毒能力，还能修复受损的肝脏，促进肝细胞再生。同时，肝脏需要在两千多种酶的作用下工作，而蛋白质有制造各种代谢的活性酶的作用，如果体内蛋白质不足，会导致肝功能低下。

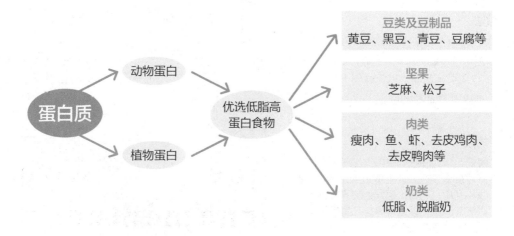

碳水化合物：合成肝糖原储存在肝脏中

碳水化合物是人体最直接有效的能量来源，如果人体长期处于能量缺乏的状态，肝功能会严重受损。此外，碳水化合物还能合成肝糖原储存在肝脏中，防止摄入体内的毒素对肝细胞的损害。每人每天的碳水化合物摄入量应占到一天总能量的55%~65%，并且应以米、面、水果等为主，而不宜大量摄入糕点、糖果。

维生素 A：抑制肝癌的发生

维生素 A 能保护肝脏，阻止和抑制肝脏中癌细胞的增生，使正常组织恢复功能，还能帮助化疗病人降低癌症的复发。人体维生素 A 的来源主要是动物性食物和富含 β 胡萝卜素的植物性食物，β 胡萝卜素进入人体后可转化成维生素 A。因此在饮食中，除了进食富含维生素 A 的动物性食物外，还要适当食用富含 β 胡萝卜素的蔬菜、水果、谷、豆等。

B 族维生素：预防脂肪肝

B 族维生素能促进脂肪、蛋白质、碳水化合物代谢为肝脏所必需的物质，同时还能修复肝功能、防止肝脂肪变形，起到预防脂肪肝的作用。

维生素 E：防止肝组织老化

维生素 E 具有强大的抗氧化功效，可有效对抗自由基，抑制过氧化脂质生成，有效预防肝癌或降低肝癌发生的风险。

膳食纤维：防止肝脏被毒害，防止脂肪肝

膳食纤维可润肠排毒，降低因体内毒素堆积而损害肝脏的概率，还能防止肝癌。膳食纤维还能抑制人体吸收多余的脂肪，减少脂肪肝的发生率。膳食纤维在燕麦、大麦、荞麦、薏米、黄豆、黑豆、红豆、红薯、菠菜、芹菜、苹果等食物中含量较高。

玉米

清肝利胆，助肝脏排毒

性味：性平，味甘、淡
归经：胃经
建议每日用量：70克

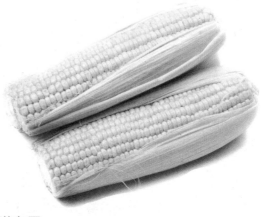

· 对肝脏的好处

　　玉米可以清肝利胆，助肝脏排毒。玉米中含有大量的维生素E，这种强抗氧化剂是肝细胞生长的重要保护因子之一。玉米中膳食纤维含量也非常高，可以促进脂肪的代谢，减少甘油三酯和胆固醇在肝脏的蓄积，减轻肝脏负担。

· 对人体的其他益处

　　稳定餐后血糖

　　抗衰老

　　通便

　　抗癌

　　预防心脑血管疾病

　　利尿降压

· 人群宜忌

✔ 一般人均可食用，尤其适合慢性肾炎水肿、肥胖症、脂肪肝、消化不良、动脉粥样硬化、高血压、习惯性便秘、冠心病、维生素A缺乏症等疾病患者食用。

✖ 皮肤病、胃闷胀气、尿失禁者不且食用。

· 搭配宜忌

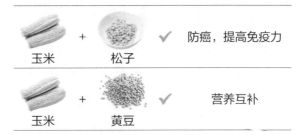

| 玉米 | + | 松子 | ✔ | 防癌，提高免疫力 |
| 玉米 | + | 黄豆 | ✔ | 营养互补 |

· 怎么吃最养肝

玉米胚尖别舍弃

　　玉米胚尖中富含人体必需的维生素E和不饱和脂肪酸，维生素E可以保护肝细胞，阻止肝细胞老化，不饱和脂肪酸可以降低血液和肝中脂肪和胆固醇的水平。吃鲜玉米时，将玉米粒的胚尖全部吃进去，比吃普通的玉米面更养肝。

番茄炒玉米 防癌抗癌，保肝

材料 中等大小番茄1个，鲜甜玉米粒200克。

调料 葱花、盐各5克，白糖3克。

做法

❶ 甜玉米粒洗净，沥干；番茄洗净，切成小块。

❷ 锅置火上，倒油烧热，放入番茄块、玉米粒炒熟，加入盐、白糖调味，撒葱花即可。

功效

玉米中的硒有防癌抗癌的作用，维生素E和亚油酸可以促进胆固醇的代谢，减轻肝脏的负担；番茄也可以防癌抗癌，并能凉肝清热。二者搭配可以防癌抗癌，保肝。

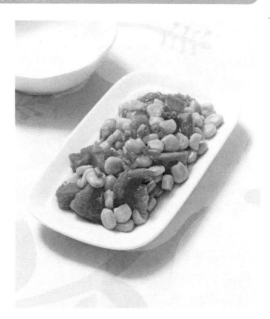

松仁玉米 预防脂肪肝的发生

材料 玉米粒200克，熟松子仁30克。

调料 青红椒少许，植物油、盐、白糖、水淀粉、鸡精各适量。

做法

❶ 将玉米粒洗净；青红椒洗净，去蒂去子，切成和玉米粒相仿的丁。

❷ 炒锅倒油烧热，放入玉米粒和青红椒丁翻炒，放盐、白糖、鸡精炒匀，放松子仁，炒匀后用水淀粉勾芡即成。

功效

玉米含有丰富的膳食纤维，有利于预防脂肪肝；松仁中含有大量的不饱和脂肪酸，可以促进脂肪的代谢，二者搭配，可以预防脂肪肝的发生。

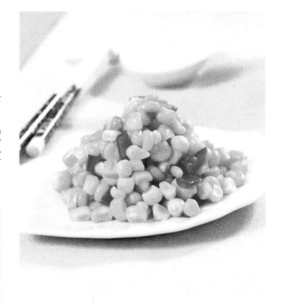

第三章 饮食调养，吃对养肝，吃错伤肝 ·

燕麦

防止脂肪肝

性味：性温，味甘
归经：肝、脾、胃经
建议每日用量：50克

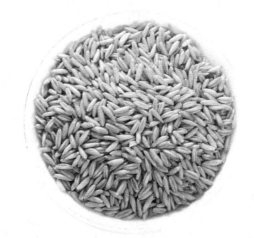

· 对肝脏的好处

燕麦中的不饱和亚油酸能明显抑制血脂升高，减轻肝脏脂质的沉积，降低肝脏甘油三酯和胆固醇的含量。燕麦中富含可溶性纤维和不溶性纤维，能大量吸收人体内的胆固醇并排出体外，减少血液和肝脏中脂肪和胆固醇的含量，减轻肝脏的负担。燕麦中含有丰富的维生素E，维生素E可以保护肝脏细胞，阻止肝细胞老化，有效防止脂肪肝。

· 对人体的其他益处

降糖

通便

预防肠癌

· 人群宜忌

✅ 一般人均可食用，尤其适合皮肤敏感、色斑、高血压、高脂血症、冠心病、糖尿病、脂肪肝、水肿、习惯性便秘等慢性病患者宜长期适量食用。产妇、婴幼儿、老年人也宜经常食用。

❌ 孕妇、腹泻、正在补充矿物质元素的人不宜食用。

· 搭配宜忌

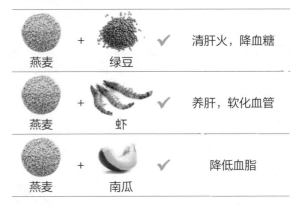

燕麦	+	绿豆	✓	清肝火，降血糖
燕麦	+	虾	✓	养肝，软化血管
燕麦	+	南瓜	✓	降低血脂

· 怎么吃最养肝

燕麦片不宜长时间高温烹调

燕麦片中的可溶性膳食纤维，遇热会有一定量的损失，如果长时间加热会损失得更多，降低燕麦的养肝功效。所以吃燕麦片时，开锅再煮2~3分钟即可。

南瓜红枣燕麦粥 促进脂肪肝康复

材料 南瓜 400 克，燕麦片 50 克，红枣 6 个，枸杞子 10 克。

做法

❶ 将南瓜去皮、去瓤后切小块；红枣、枸杞子洗净，红枣去核。

❷ 砂锅中放入适量水，倒入切好的南瓜，煮开后再煮 20 分钟左右。

❸ 放入燕麦片、红枣、枸杞子，续煮 10 分钟左右即可。

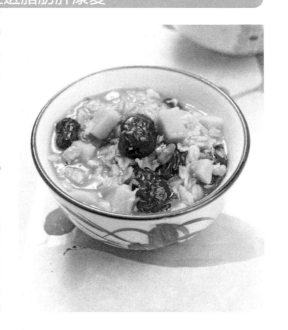

功效

燕麦可促进体内多余脂肪排出体外；枸杞与红枣是滋补肝脏的佳品；南瓜有明显的降三高作用；这三种食材与燕麦搭配可以促进脂肪肝患者的康复。

牛奶麦片粥 保肝降脂

材料 燕麦片 100 克，大米 50 克，鲜牛奶 1 袋（250 毫升）。

调料 白糖适量。

做法

❶ 大米淘洗干净，浸泡 30 分钟。

❷ 锅内倒入适量清水，放入大米，煮沸后转小火煮约 30 分钟至粥稠烂，加入鲜牛奶，以中火煮沸，再加入燕麦片拌匀，熟后用白糖调味。

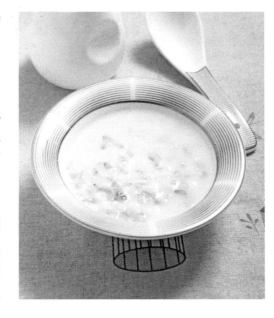

功效

燕麦中的膳食纤维可以促进血液和肝内的脂肪排出体外，搭配牛奶可以达到保肝降脂的作用。

黑木耳

提高肝功能

性味：性平，味甘
归经：归肺、胃、肝经
建议每日用量：15~20克（干）

·对肝脏的好处

　　木耳中含有的木耳多糖可以促进肝微粒体的生成，促进营养物质和药物在肝内的转化，提高肝功能。

　　黑木耳中含特殊的植物胶质，能促进胃肠蠕动，并包裹脂肪、胆固醇等物质，减少人体对食物中脂肪和胆固醇的吸收，达到降血脂、预防脂肪肝的作用。

·对人体的其他益处

补血

清理肠道

抗脑血栓

抗衰老

降血脂、降血糖

排结石

·人群宜忌

☑ 一般人均可食用，尤其适合高血压、冠心病、糖尿病、脂肪肝、肝炎、结石症患者食用，特别适合缺铁的人士、矿工、冶金工人、纺织工、理发师食用。

☒ 有出血性疾病、孕妇、肝硬化、肝纤维化者不宜多吃。

·搭配宜忌

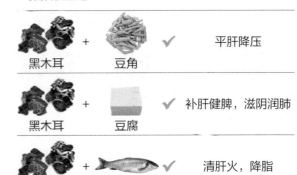

黑木耳 + 豆角	✔	平肝降压
黑木耳 + 豆腐	✔	补肝健脾，滋阴润肺
黑木耳 + 草鱼	✔	清肝火，降脂

·怎么吃最养肝

鲜木耳毒性大，肝脏伤不起

　　鲜木耳中含有一种名为卟啉的光感物质，进入人体肝脏无法代谢掉，引发皮肤瘙痒、水肿、皮肤坏死、呼吸困难等症状。

木耳炒肝尖 降脂排毒

材料 净猪肝片 250 克，黄瓜片 100 克，
水发木耳 30 克。

调料 水淀粉20克，绍兴黄酒15克，葱段、
酱油各10克，姜丝、醋、盐各5克。

做法

❶ 猪肝片加淀粉、绍兴黄酒、盐拌匀，
放油锅中滑散盛出；将酱油、醋、盐、
水淀粉调成芡汁。

❷ 锅内倒油烧热，炒香葱段、姜丝，炒
熟木耳、黄瓜片，加猪肝片，调入芡
汁，搅匀即可。

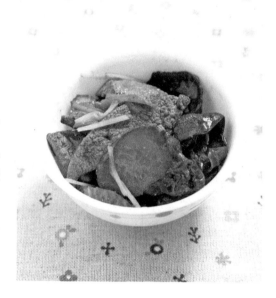

功效

木耳可以滋阴养血；猪肝可以补肝
血，明目；黄瓜可以降脂排毒。

木耳拌黄瓜 减少脂肪堆积

材料 水发黑木耳、黄瓜各100克。

调料 醋、白糖、盐、鸡精各适量。

做法

❶ 将黑木耳择洗干净，入沸水中焯1分
钟，捞出沥干水分，凉凉切丝；将黄
瓜洗净，去蒂，切丝。

❷ 取小碗，放入醋、白糖、盐、鸡精搅
拌均匀，制成调味汁。

❸ 取盘，放入黄瓜丝和黑木耳丝，淋上
调味汁拌匀即可。

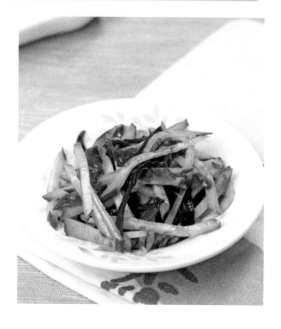

功效

木耳可以提高肝功能，并可以预防脂
肪肝的发生；黄瓜也有很不错的降脂
作用。二者搭配可以预防脂肪肝。

第三章 饮食调养，吃对养肝，吃错伤肝

番茄

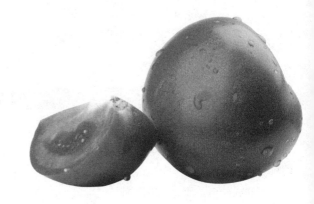

性味：性微寒，味甘、酸
归经：归肝、胃经
建议每日用量：150～200克

·对肝脏的好处

番茄可以平肝养血。它所含的维生素C可以帮助肝脏排毒，所含的番茄红素可以确保肝细胞免受自由基的损伤。番茄中的苹果酸和柠檬酸可以促进食物的消化，并能减少脂肪在肝脏的囤积，降低肝脏中胆固醇的水平。

·对人体的其他益处

抗癌防癌

降脂降糖

生津止渴，清火

减肥

祛斑

防辐射

·人群宜忌

✅ 一般人均可食用，尤其适合患有糖尿病、高脂血症、肝炎、口干、烦渴、食欲缺乏、高血压病、肾脏病、心脏病、眼底出血、癌症、牙龈出血等病症的患者食用。

❌ 急性肠炎、细菌性痢疾及溃疡患者不宜食用。

·搭配宜忌

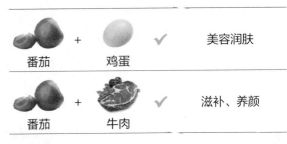

番茄	+ 鸡蛋	✔	美容润肤
番茄	+ 牛肉	✔	滋补、养颜

·怎么吃最养肝

生吃补维生素，熟吃补番茄红素

番茄富含维生素C和番茄红素，这两种营养物质都有润泽肌肤、防晒、抗氧化的效果，但是吃法各有侧重。生吃可更好地吸收维生素C，熟吃则可使人体更好地吸收番茄红素，因为番茄中的番茄红素是脂溶性的，经油炒后能更好地被吸收利用。

番茄彩椒蜂蜜饮 滋阴降火，润肠通便

材料 番茄200克，彩椒100克，蜂蜜
10克。

做法

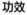 番茄洗净，去蒂、去皮，切块；彩椒
洗净，去子，切块。

❷ 将番茄、彩椒放入榨汁机中，加入适
量水搅打，加入蜂蜜调匀即可。

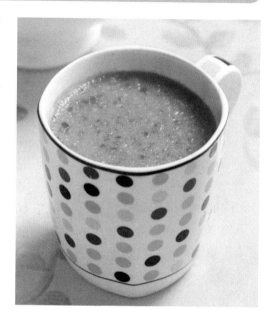

功效

番茄生吃可养阴清热，生津；彩椒中
富含维生素和矿物质，可以补血抗疲
劳；蜂蜜可以滋阴润燥，益气补中，
解毒。番茄与后两种食材搭配，可以
起到滋阴降火、润肠通便的作用。

番茄炒鸡蛋 滋阴降火，增加人体抵抗力

材料 鸡蛋3个，番茄块200克。

调料 葱花、白糖各5克，盐4克。

做法

❶ 鸡蛋磕入碗中，加少许盐打散。

❷ 锅内加油烧热，倒入蛋液炒熟成蛋碎。

❸ 锅留底油烧热，煸香葱花，倒番茄块、
白糖和盐翻炒，倒鸡蛋碎炒匀即可。

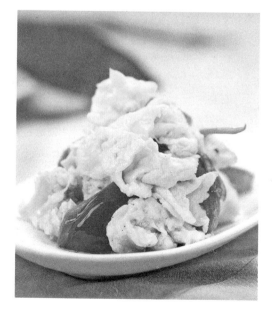

功效

番茄中含有番茄红素，它是一种强抗
氧化剂，在番茄熟吃时会显出强大的
食疗效果，不仅有防癌抗癌的效果，
还能降低胆固醇的含量，并能修复胰
岛细胞；鸡蛋可以滋阴补虚，润燥。
二者搭配可以滋阴降火，增加人体抵
抗力。

洋葱

护肝降脂促消化

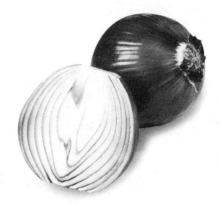

性味：性温，味甘、辛
归经：归肝、脾、胃、肺经
建议每日用量：150克

·对肝脏的好处

洋葱中的二烯丙基硫化物、丙烯基二硫化物和硫氨基酸、蒜氨基酸等营养素可以促进消化，并能降低肝脏中的胆固醇水平，经常适量食用可以预防脂肪肝的发生，还能降低体内多余的钠盐，辅助降血压。

·对人体的其他益处

防癌抗癌

降压、降脂、降糖

祛痰利尿、发汗

杀菌，预防感冒

刺激食欲，帮助消化

·人群宜忌

✅ 一般人均可食用。尤其适合肥胖、脂肪肝、高血压、高脂血症、动脉粥样硬化、糖尿病、癌症、急慢性肠炎、骨质疏松患者食用。

❌ 皮肤瘙痒性疾病和患有眼疾、眼部充血者不宜食用。

·搭配宜忌

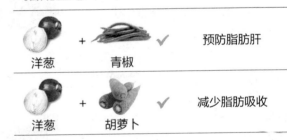

| 洋葱 | + | 青椒 | ✔ | 预防脂肪肝 |
| 洋葱 | + | 胡萝卜 | ✔ | 减少脂肪吸收 |

·怎么吃最养肝

洋葱生吃营养不损失

洋葱中的辣味物质具有很强的养生作用，但是它们遇热会分解，降低食疗作用，所以洋葱生吃效果更好。不习惯生吃者可以急火快炒，尽量不要炒至熟透，以保留部分辣味物质。

鸡蛋炒洋葱 补虚强身，抗感冒

材料 洋葱 200 克，鸡蛋 2 个。

调料 盐 3 克。

做法

❶ 洋葱去老皮，洗净，切小块；鸡蛋打成蛋液，加洋葱块、盐搅匀。

❷ 油锅烧热，倒入蛋液翻炒，炒至洋葱变软即可。

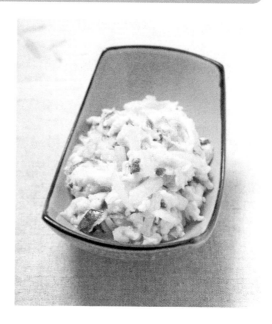

功效

洋葱中含有大蒜素等杀菌能力很强的营养素，能有效抵御流感病毒、预防流感；鸡蛋可以滋阴润燥，养血，益精补气，润肺利咽。二者搭配可以补虚强身，抗感冒。

翠丝同心圆 降血脂，预防脂肪肝

材料 洋葱100克，青椒、红椒各30克。

调料 盐1克。

做法

❶ 将洋葱洗净，切成圆环状；将青椒、红椒分别洗净，去蒂去子，切丝。

❷ 锅置火上烧热，放油烧至五成热，放入青椒丝、红椒丝翻炒 2 分钟，放入洋葱圈、盐炒匀，待洋葱稍微变色即可。

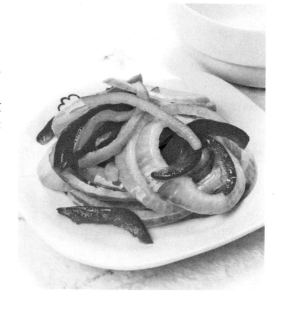

功效

洋葱能增进食欲，帮助消化，还能降低血脂，预防脂肪肝的发生。

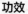

胡萝卜

清肝明目，抗衰老

性味：性平（生者偏凉），味甘
归经：归肺、脾、肝经
建议每日用量：50~80克

· 对肝脏的好处

胡萝卜含有大量 β 胡萝卜素，进入人体后大约50%可转化成维生素 A，有清肝明目的作用，可预防因维生素 A 缺乏而发生的夜盲症。

胡萝卜中的 β 胡萝卜素有极强的抗氧化作用，可以中和体内的过氧化自由基，有延缓衰老的作用；加上其所含的维生素 A、维生素 C 等可提高肝脏的抗氧化能力，对受损的肝脏有极强的修复力。

· 对人体的其他益处

增加免疫力
降糖降脂
防止动脉粥样硬化
抗癌

· 人群宜忌

✅ 一般人皆可食用，尤其适合便秘、高血压、肝功能不佳者以及吸烟者多吃。

❌ 摄入大量的胡萝卜素可能会引起闭经和抑制卵巢的正常排卵功能，育龄妇女不宜超量摄入。

· 搭配宜忌

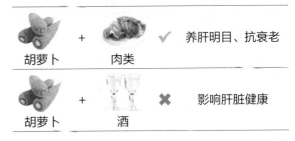

| 胡萝卜 | + | 肉类 | ✔ | 养肝明目、抗衰老 |
| 胡萝卜 | + | 酒 | ✘ | 影响肝脏健康 |

· 怎么吃最养肝

熟吃能使 β 胡萝卜素更好释放

胡萝卜中的 β 胡萝卜素主要存在于细胞壁中，必须通过煮熟的方式，使细胞壁破碎，β 胡萝卜素才能释放出来，因此胡萝卜熟吃好于生吃。

胡萝卜焯水后凉拌更营养

如果要凉拌胡萝卜，最好先焯一下水，加热能促进 β 胡萝卜素的释放，凉拌的时候最好加入适量香油，这样可提高 β 胡萝卜素的吸收。

胡萝卜炒牛肉丝 养肝明目，补中益气

材料 胡萝卜100克，牛肉200克。

调料 酱油、淀粉、料酒、葱段各10克，姜末5克，盐4克。

做法

❶ 牛肉洗净，切成肉丝，用葱段、姜末、淀粉、料酒和酱油调味，腌渍10分钟。

❷ 胡萝卜洗净，切成细丝。

❸ 锅内倒油烧热，放入牛肉丝迅速翻炒，倒入胡萝卜丝，炒至变熟，加盐调味即可。

功效

胡萝卜可以养肝明目，牛肉可以补中益气，二者搭配可以提高人体免疫力，增强肝脏功能。

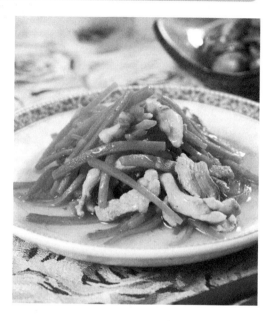

莴笋炒胡萝卜 净化肝脏

材料 胡萝卜250克，莴笋100克。

调料 胡椒粉1克，白糖5克，盐3克。

做法

❶ 莴笋去皮，去叶，洗净，切菱形片。胡萝卜洗净，切菱形片。

❷ 锅置火上，放油烧热，放入莴笋片、胡萝卜片炒至断生，加盐、胡椒粉炒匀，放白糖调味即可。

功效

胡萝卜富含 β-胡萝卜素，莴笋富含维生素C，两者一起搭配食用，不仅色泽美观，口感脆嫩清香，对于肝脏也有很好的净化养护作用。

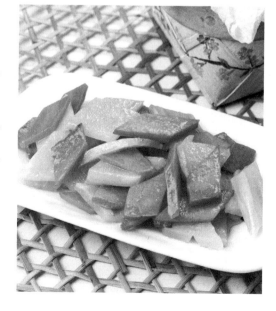

猪肝

以脏补脏

性味：性温，味甘、苦
归经：归肝经
建议每日用量：50克

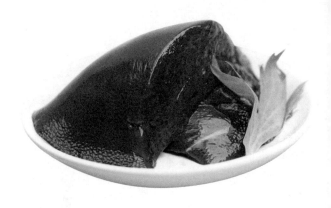

· 对肝脏的好处

中医上讲以脏补脏，所以动物肝脏可以补肝。猪肝中含有大量的维生素A，可以防止肝细胞发生癌变。肝脏中的维生素E含量非常高，这种维生素有很强的抗氧化活性，可以阻止肝细胞的衰老，并能促进胆固醇排出体外。肝脏中含有大量的B族维生素，可以加强肝脏的消化能力。

· 对人体的其他益处

防止夜盲症、干眼病

补铁，预防缺铁性贫血

· 人群宜忌

✅ 适宜气血虚弱、面色萎黄、缺铁性贫血、糖尿病、白内障、夜盲症、干眼症、肝病患者食用。

❌ 患有高血压、冠心病、肥胖症及血脂高的人忌食。

· 搭配宜忌

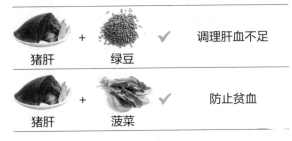

猪肝	绿豆	✔	调理肝血不足
猪肝	菠菜	✔	防止贫血

· 怎么吃最养肝

吃肝脏养肝，要彻底清洗

肝脏是动物体内最主要的解毒器官，一定要清洗干净。要用流水多冲洗几次，再用沸水焯烫，既去腥味又能清除毒素。

彻底熟透再吃

不要吃发生病变或不新鲜的肝脏，一定要购买来源可靠的猪肝，并彻底烹熟，不要因为追求嫩滑口感而吃没熟透的猪肝。

猪肝绿豆粥 清热解毒，养血补肝

材料 新鲜猪肝75克，大米100克，绿豆50克。

调料 盐2克。

做法

❶ 绿豆、大米分别洗净，绿豆用水浸泡2小时，大米用水浸泡30分钟；新鲜猪肝洗净，切薄片。

❷ 锅置火上，倒适量清水烧开，再加绿豆、大米大火煮沸，转小火煮至九成熟后，将猪肝放入锅中同煮，熟后再加盐调味即可。

功效

猪肝可养肝血，与绿豆、大米同煮，可清热解毒，养血补肝。

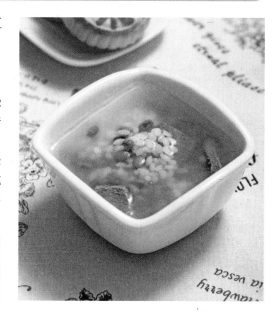

红枣枸杞煲猪肝 气血双补，养肝

材料 猪肝150克，红枣6枚，枸杞子10克。

调料 葱花10克，盐4克，鸡精2克，料酒5克。

做法

❶ 猪肝去净筋膜，洗净，切片；红枣、枸杞子洗净。

❷ 砂锅置火上，放入红枣、枸杞子和1500毫升清水一起煲，水开后下入猪肝，用大火煮5分钟左右，加葱花、盐、鸡精、料酒调味即可。

功效

猪肝对肝脏有补养作用，枸杞可以滋肝养肾，红枣可以健脾和胃，三者合用可以达到气血双补、养肝的效果。

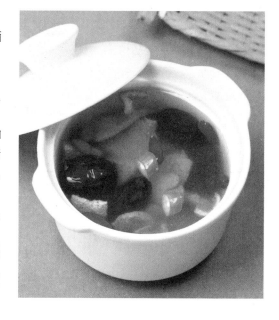

乌鸡

平肝祛风，除烦热

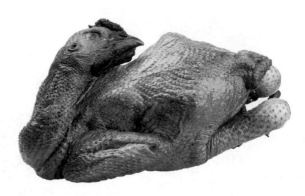

性味：性平，味甘
归经：归肝、肾经
建议每日用量：100克

· 对肝脏的好处

乌鸡平肝祛风，补气养血，除烦热。乌鸡中含有丰富的锰，有促进胆固醇在人体内转化、输送及排出的作用，可减轻肝脏的脂肪堆积。

乌鸡中含有大量的硒，是很强的抗氧化剂，可以防止肝细胞受到人体内自由基的伤害。

· 对人体的其他益处

补气血

调节人体免疫功能

抗衰老

预防妊娠高血压

· 人群宜忌

✅ 一般人均可食用，尤其适宜肝肾不足、体虚血亏、脾胃不健、贫血、免疫力低下者及孕产妇食用。

❌ 热毒疖肿、高血压、胆囊炎、胆石症、感冒发热、咳嗽多痰、头晕、头痛、急性菌痢、肠炎等患者，应少食或忌食。

· 搭配宜忌

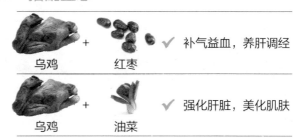

| 乌鸡 | + | 红枣 | ✔ | 补气益血，养肝调经 |
| 乌鸡 | + | 油菜 | ✔ | 强化肝脏，美化肌肤 |

· 怎么吃最养肝

肝阳上亢者不宜吃乌鸡

乌鸡肉大补，易助火。肝阳上亢或肝火比较旺的人不宜食用乌鸡肉。而肝阴不足，或肝血亏虚的人则特别适合食用乌鸡肉来滋补。肝阳上亢与肝阴不足或肝血亏虚最明显的一个区别是，它具有口苦、目赤胀痛、面红、心悸健忘的特征，而肝阴不足与肝血亏虚引起的症状一般是眼睛干涩、视物不清、夜盲、胸肋胀痛等。

栗子炖乌鸡 滋补肝肾，补气养血

材料 栗子100克、乌鸡500克。

调料 葱段、姜片各5克，盐2克，香油适量。

做法

① 宰杀好的乌鸡洗净，切块；栗子去壳，取出栗子仁。

② 砂锅洗净，放入乌鸡块、栗子仁，加清水（以没过鸡、栗子仁为宜），加葱段、姜片小火炖2小时，加盐和香油调味即可。

功效

栗子可以滋肝补肾，乌鸡可以平肝祛风、补气养血，二者搭配可以达到更好的滋肝补肾、补气养血的功效。

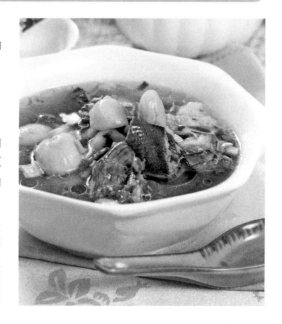

乌鸡山药汤 滋阴补气，疏肝调经

材料 净乌鸡1只，山药150克，枸杞子5克。

调料 葱段10克，料酒15克，姜片5克，盐2克。

做法

① 净乌鸡冲洗干净，放入沸水中焯烫一下；山药去皮，洗净，切块；枸杞子洗净。

② 锅置火上，倒油烧至七成热，炒香葱段、姜片，放入乌鸡、料酒和适量清水，大火烧开后转小火煮至乌鸡八成熟，下入山药煮至熟软，加枸杞子略煮，用盐调味即可。

功效

乌鸡、山药、枸杞三者搭配，可达到滋阴补气、疏肝调经的作用。

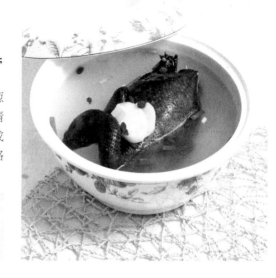

兔肉

养肝血，排肝毒

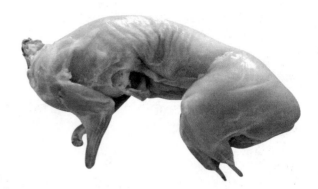

性味：性凉，味甘
归经：归肝、脾、大肠经
建议每日用量：100克

·对肝脏的好处

兔肉中的卵磷脂含量丰富，卵磷脂具有乳化、分解油脂的作用，可以使血液和肝脏中胆固醇及中性脂肪含量降低，并能改善血清脂质，清除过氧化物，以免血管和肝脏受到过氧化物的侵害。

兔肉高蛋白、低脂低、胆固醇，有利于肝脏细胞的修复。

·对人体的其他益处

软化血管

预防脑血栓

健美肌肉

降脂

维护皮肤弹性

缓解偏头痛

·人群宜忌

✅ 一般人均可食用，尤其适合老人、妇女、儿童肥胖者、肝病、心血管病、糖尿病、慢性胃炎、胃溃疡、十二指肠溃疡、结肠炎、营养不良、气血不足者食用。

❌ 兔肉不适合脾胃虚、腹泻、四肢易冷的人食用。

·搭配宜忌

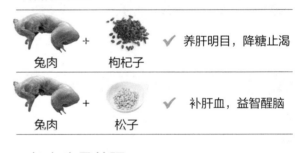

兔肉 + 枸杞子	✔ 养肝明目，降糖止渴
兔肉 + 松子	✔ 补肝血，益智醒脑

·怎么吃最养肝

兔肉夏秋两季吃最养肝

兔肉性凉，在夏季体内阳气过旺和秋季体内阴气渐生的季节特别适宜食用，可以滋阴潜阳、清肝火、滋肝阴。

也是因为这一特点，兔肉不宜在冬春两季过多食用。因为冬季人体阴气旺，春天体内阳气处于升发过程中，过多食用兔肉可能伤阳，易造成肝气不舒，出现腹泻、畏寒等不适。

山药百合兔肉汤 补肝血，润肺阴

材料 山药50克，干百合15克，兔肉200克。

调料 盐5克，鸡精3克，姜片、料酒、葱段、香油各适量。

做法

❶ 将兔肉洗净，切成小块；山药洗净，去皮，切块；百合泡发，洗净。

❷ 将兔肉、山药、姜片放入砂锅中，加水烧开，放料酒，大火烧至汤沸，小火炖50分钟，加百合再炖15分钟，加葱段、盐、鸡精调味，淋香油即可。

功效

山药益肺气、养肺阴；百合可滋阴润燥；兔肉补肝养血；三者搭配可以补肝血，润肺阴。

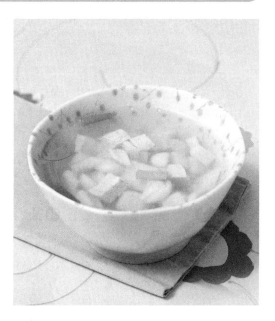

芝麻兔肉 滋阴润燥，平肝降火

材料 兔肉400克，黑芝麻15克。

调料 葱段、姜片各5克，香油、盐各3克。

做法

❶ 黑芝麻洗净；兔肉洗净，入沸水中焯去血水，捞出备用。

❷ 锅内再放入清水，放兔肉、葱段、姜片用小火煮1小时，捞出凉凉，剁成块，装盘。

❸ 碗内放香油、盐调匀，边搅边将黑芝麻放入，然后浇在兔肉上即可。

功效

芝麻富含维生素E，可以阻止肝细胞老化，并能滋养五脏；兔肉可以养肝血，平肝。二者搭配，可以达到滋阴滋燥，平肝降火的功效。

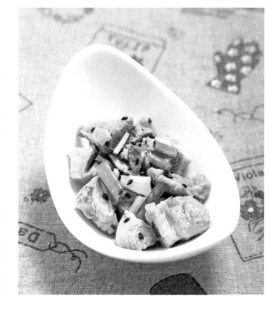

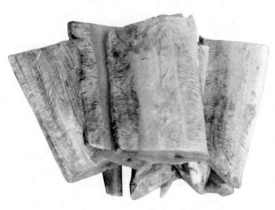

带鱼

养肝补血，降血脂

性味：性温，味甘
归经：归肝、脾经
建议每日用量：150克

·对肝脏的好处

带鱼的脂肪主要以不饱和脂肪酸为主，能够降低人体血液和肝脏中的胆固醇和甘油三酯含量，促进肝内的脂肪代谢，减轻肝脏负担。

·对人体的其他益处

防癌

软化和保护血管

预防老年痴呆

养颜美肤

促进胎儿脑组织发育

·人群宜忌

✅ 一般人均可食用，尤其适宜营养不良、气短乏力、久病体虚、食少羸瘦、血虚头晕人群、孕妇以及皮肤干燥者食用。

❌ 患有疥疮、湿疹、过敏体质、红斑性狼疮、痈疖疗毒和淋巴结核、气喘咳嗽的人不宜食用。

·搭配宜忌

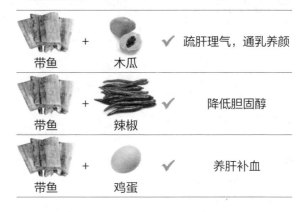

带鱼	+	木瓜	✔	疏肝理气，通乳养颜
带鱼	+	辣椒	✔	降低胆固醇
带鱼	+	鸡蛋	✔	养肝补血

·怎么吃最养肝

带鱼的银鳞养肝降脂

带鱼皮上的银鳞是非常优质的脂肪，其中有可以帮助肝脏代谢脂肪和胆固醇的脂肪酸，还有健脑益智的脂肪酸，而且还有一种可以阻止癌细胞滋生的嘌呤物质。所以处理带鱼时，一定不要将鱼皮表面的银白色物质清除掉。

糖醋带鱼 养肝补血，降血脂

材料 净带鱼段400克，鸡蛋1个。

调料 葱段、姜片、蒜瓣、老抽、白糖、醋、料酒各10克，盐5克，淀粉适量。

做法

① 带鱼洗净，用料酒和盐腌渍 20 分钟；鸡蛋磕入碗内打散，将腌好的带鱼放入碗内；将其余调料与适量清水调成味汁。

② 油锅烧至六成热，将裹好蛋液的带鱼段下锅煎至两面金黄色捞出。

③ 油锅再烧热，下姜片、蒜瓣爆香，倒入味汁，放带鱼段，烧开后改小火炖 10 分钟左右，汤汁浓稠时，撒葱段即可出锅。

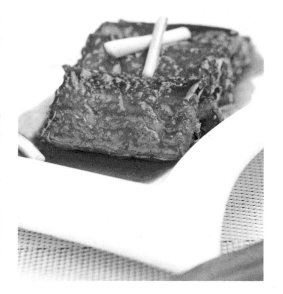

剁椒蒸带鱼 促进血液循环

材料 净带鱼段400克，剁椒30克。

调料 葱末、姜末各5克，料酒10克，盐3克。

做法

① 带鱼段洗净，加少许盐、料酒和姜末腌渍 20 分钟，摆入盘中，铺上剁椒。

② 蒸锅置于火上，大火烧开，将盛有带鱼的盘子放入，大火蒸 8 分钟左右取出，撒上葱末即可。

功效

带鱼可以温养五脏，降胆固醇；剁椒可以增进食欲，促进血液循环。这两种食材搭配，可以更好地起到促进血液循环的作用。

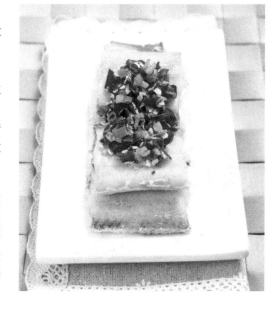

药食两用的养肝中药

🏷 药食两用中药，可入菜、入粥膳

药食两用食材可以放心食用

药食两用就是指既能作药物使用，又能作食物食用。我国卫生部公布的既是食品又是药品的中草药，大家可以放心食用。但是也不可将量用得过大。

常用的药食两用养肝中草药一览表

功效分类	药食两用中草药	功效分类	药食两用中草药	功效分类	药食两用中草药
辛凉解表	菊花	理血药	荠菜	补阴药	枸杞子
清热泻火药	决明子	养心安神药	酸枣仁	固涩药	乌梅
清热解毒药	马齿苋、青果	理气药	薤白、佛手、橘皮、玫瑰花	消导药	山楂
祛风湿药	木瓜	平肝息风药	牡蛎	驱虫药	南瓜子、大蒜

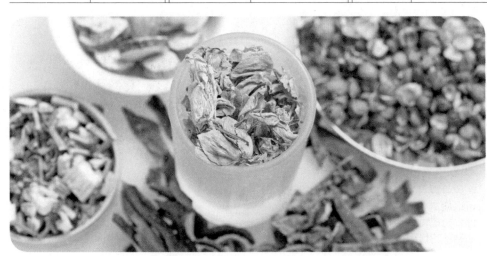

中药茶饮养肝保健效果好

许多中药茶饮可以很好地解决肝脏的一些小问题，在保肝方面有着非常出色的表现。如眼干可以喝枸杞菊花茶；肝火旺可以用菊花、罗汉果泡茶；肝郁气滞、痛经时可以用橘皮、玫瑰花等来泡茶饮用。这些药材均为药食两用之物，可以根据自己相应的症状进行选择，泡茶饮用。头晕、头痛可以试着用菊花或决明子来泡茶，便秘时也可以用决明子泡茶来解决问题。

中药养肝，辨证施治最关键

肝脏出现问题，可以大致分为肝郁气滞、肝阴不足、肝阳上亢、肝血亏虚几种，根据症状选择适当的中药材可以解决一些不是很严重的问题。

分类	症状	常用的中药材
肝郁气滞	胃脘胀满，攻撑作痛，痛及两肋，情志不畅时更甚，或呕吐吞酸，嗳气频作，饮食减少	乌梅、玫瑰花、佛手、绞股蓝、陈皮
肝阴不足	夜盲，视物不清，舌红面热，四肢麻木，震颤，口干咽燥，肋肋隐痛，心中烦热，两目干涩头晕，头痛，耳鸣，耳聋，月经不调，烦躁易怒，失眠多梦	枸杞子、桑葚、乌梅、女贞子、旱莲草、菟丝子、生地、白芍
肝阳上亢	口苦咽干，眩晕耳鸣，头目胀痛，心悸健忘，急躁易怒，腰膝酸软，失眠多梦，面红目赤	菊花、决明子、杜仲、天麻、地龙、牡蛎、石决明
肝血亏虚	视物模糊，眼目干涩，头晕心悸，失眠多梦，腰膝酸软，精神恍惚，惊悸，面色苍白，便秘，胸肋胀痛，目倦神疲，眼红，眼痛	枸杞、覆盆子、当归、熟地黄、白芍、阿胶、龙眼肉

因人而异：使用药膳进补要根据自己的体质及健康状况来定，如黄芪老母鸡汤，因黄芪性温补气，老母鸡也是温补之品，对气虚体弱者有补益作用，如果风热感冒者食之，则会"火上浇油"，加重感冒，甚至流鼻血。

因时而宜：食用药膳如不分季节，反而对身体有害，如当归羊肉汤，当归性温补血，羊肉甘温益气，两者都属温热之物，适于冬天进补；夏天天气炎热，若食之，就会热上加热。

枸杞子

滋阴养血，益肝补肾

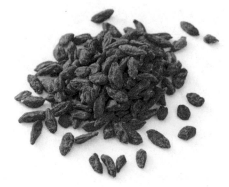

性味：性平，味甘
归经：归肝、肾经
建议每日用量：15~20克

·对肝脏的好处

枸杞子可滋阴养血、益肝补肾、明目润肤、乌发养颜。枸杞子中的β胡萝卜素可以预防肝细胞发生癌变。

枸杞多糖可以快速补充肝糖原，并可以降低血液中的胆固醇水平，有预防脂肪肝的作用。

枸杞中含有大量的维生素 B_1 和维生素 B_2，可以帮助肝脏进行消化吸收，还可以促进人体对蛋白质的吸收，正常修复受损的肝脏或其他细胞。

·对人体的其他益处

促进生殖细胞正常化

抗衰老、抗辐射

调节免疫力

抗癌降脂

·人群宜忌

✅ 一般人均可食用，尤其适合肝肾阴虚、腰膝酸软、头晕目眩、虚劳瘦弱、肺结核、体质虚弱、常感冒、抵抗力差、目涩眼花的人每天食用。

❌ 高血压、腹泻、性欲亢进、感冒发烧期间、身体有炎症、性情太过急躁、平日大量摄入肉类导致面泛红光的人不宜食用。

·搭配宜忌

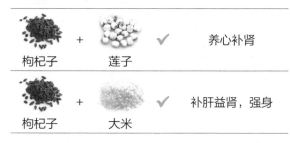

| 枸杞子 + 莲子 | ✔ | 养心补肾 |
| 枸杞子 + 大米 | ✔ | 补肝益肾，强身 |

·怎么吃最养肝

适量嚼食，滋阴养肝、补血明目

直接嚼食枸杞，更有利于人体对其吸收；如果不喜欢嚼食，可以用枸杞泡茶饮用。

枸杞过量食用，滋补太过会伤肝

枸杞并不是吃得越多，保健作用越强。吃得过多会影响肝的疏泄功能，出现食欲减退、月经不正常等病症。

枸杞炖腔骨海带 补肝养血，壮腰健膝

材料 腔骨500克，海带段50克，枸杞子10克，红枣20克，水发香菇3朵。

调料 姜片、盐各5克，料酒、醋各10克，香油少许。

做法

❶ 腔骨洗净，切块，焯烫后捞出；香菇洗净，去蒂，切片；枸杞子、红枣洗净。

❷ 锅中倒温水，将各种材料（除枸杞子外）放锅中，加姜片、料酒、炖煮熟，放枸杞子、盐、醋煮5分钟，淋香油即可。

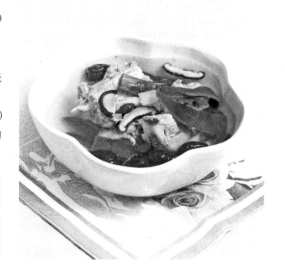

功效

枸杞可以滋肝补肾；腔骨可以补肾添髓；海带可以软坚化痰。三种食材搭配，可以补肝养血、壮腰健膝。

枸杞炖羊肉 滋肝养筋，补肾壮阳

材料 羊腿肉900克，枸杞50克。

调料 姜、葱、清汤、盐、味精各适量。

做法

❶ 羊肉放入开水锅中，煮透，放冷水中洗净，切块；枸杞洗净。

❷ 锅置火上，加适量油，烧热后，放入羊肉块、姜片煸炒。

❸ 翻炒后倒入枸杞子以及适量清汤、盐、葱。

❹ 大火烧开后，转小火煮60~90分钟，待羊肉熟烂，去葱、姜，调入味精，即可。

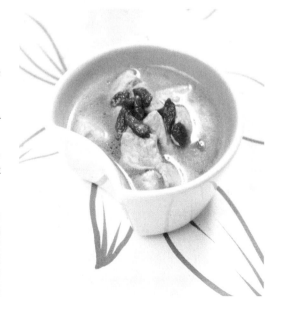

功效

枸杞滋肝补肾，羊肉补肾壮阳，二者搭配，可以滋肝养筋，补肾壮阳，改善宫寒和性欲减退。

决明子

防止肝阳上亢

性味：性微寒，味甘、苦、咸
归经：归肝、大肠经
建议每日用量：5~15克

·对肝脏的好处

决明子有润肠通便、降脂明目的功效，有助于减轻肝脏负担。

决明子可以平肝降压，尤其对于伴有烦躁、爱发火、头痛眩晕等情况的肝阳上亢型高血压患者，有明显的降压作用。

决明子中的大黄酚、芦荟大黄素等营养物质有明显的抗肝毒作用，可以保护肝脏。

·对人体的其他益处

降压

通便

抗真菌

预防动脉粥样硬化

·人群宜忌

✅ 一般人均可食用，尤其适合目赤肿痛、头昏脑涨、咽痛、脸热舌红、高血压、肥胖、高脂血症、便秘等患者食用。

❌ 食少泄泻、阳虚或头痛而恶寒者、孕妇忌服，脾胃虚寒、气血不足者不宜服用。

·搭配宜忌

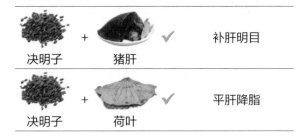

决明子	+ 猪肝	✓	补肝明目
决明子	+ 荷叶	✓	平肝降脂

·怎么吃最养肝

决明子泡茶排毒效果好

用决明子泡茶饮用，在热水的促进血液循环作用下，决明子的排毒作用会得到更好的发挥。

决明子煮粥降脂、降压效果更佳

决明子中含有多种降脂、降压营养素，煮粥后当与食物同时进入胃肠时，更便于人体的吸收，而且可以快速将食物中的脂肪分解掉。所以想要达到降压或降脂的目的，保护血管，决明子煮粥食用效果会更佳。

猪肝决明子汤 　清肝明目，滋补强身

材料　猪肝100克，决明子、枸杞子各
　　　　12克。

调料　姜片、盐各适量。

做法

❶ 猪肝洗净擦干，切成薄片。

❷ 锅中加水烧沸后放入猪肝片、决明子、
　枸杞子、姜片，炖煮30分钟，待熟
　后，加盐调味即可。

功效

猪肝可以补肝明目；决明子可以平抑
肝阳，降血压；枸杞可以滋肝补血。
三者搭配，可以达到清肝明目、滋补
强身的作用。本汤不宜长时间连续大
量食用，因猪肝与枸杞中所含的维生
素A含量都非常高，过量食用易引起
维生素A中毒。

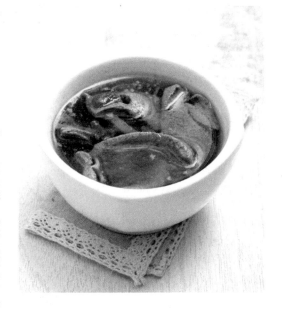

决明子荷叶茶 　减肥降脂，抑制胆固醇升高

材料　决明子10克，乌龙茶、荷叶干品各
　　　　3克。

做法

❶ 将决明子放入锅中炒干；荷叶切丝，
　备用。

❷ 将决明子、荷叶丝、乌龙茶一起放入
　杯中，冲入沸水，盖盖子闷约10分钟
　后饮用。

功效

决明子可以润肠通便，减少肠道中的
有毒物质被肝脏门静脉重新吸收，还
有降血脂，预防脂肪肝的作用；荷叶
可以利水减肥；乌龙茶也可以降低人
体内的胆固醇水平。三物搭配可以减
肥降脂，抑制胆固醇升高。

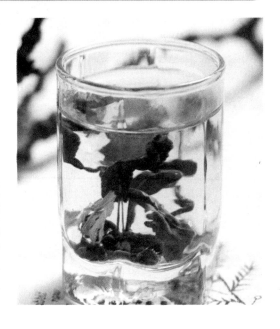

第三章　饮食调养，吃对养肝，吃错伤肝　·

菊花

疏散风热

性味：性微寒，味甘、苦
归经：归肺、肝经
建议每日用量：5~10克

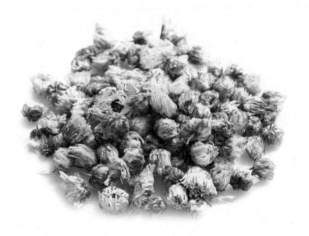

·对肝脏的好处

菊花具有平肝疏风、清热解毒、明目的功效。菊花中含有大量的烟酸，可能降低血液和肝脏中的胆固醇水平，有效预防高脂血症和脂肪肝。

菊花中含有大量的硒元素，硒可以保护肝细胞不受体内自由基的攻击。

·对人体的其他益处

疏散风热

清热解毒

养眼

调经

降压

·人群宜忌

✓ 一般人均可食用，尤其适合头昏脑涨、目赤肿痛、咽痛、肝火旺及高血压、血热、高脂血症、糖尿病等患者食用。

✗ 气虚、脾胃虚寒、食少泄泻、阳虚或头痛恶寒者、四肢经常冰冷者不宜食用。

·搭配宜忌

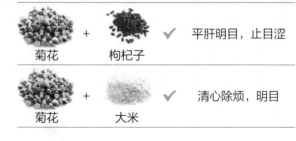

| 菊花 | + | 枸杞子 | ✓ | 平肝明目，止目涩 |
| 菊花 | + | 大米 | ✓ | 清心除烦，明目 |

·怎么吃最养肝

喝菊花茶别随意加糖

喝菊花茶时加糖调味可以，但患有糖尿病或血糖偏高的人最好别加糖。

寒性体质者饮菊花茶可加枸杞子

菊花性寒，体质偏寒的人饮用菊花茶时可以放点枸杞子来调节。

菊花萝卜汤 平肝明目，疏风清热

材料 菊花6克，胡萝卜100克。

调料 葱花、盐、味精、高汤、香油各
适量。

做法

❶ 将胡萝卜洗净，切成片；菊花清洗
干净。

❷ 锅置火上，倒入高汤，然后加入菊花、
胡萝卜和盐，大火煮开，转小火煮至
胡萝卜熟，最后放入葱花、味精和香
油调味即可。

功效

菊花可以平肝清热，明目；胡萝卜可
润目，养肝。二者搭配可以达到平肝
明目、疏风清热的作用。

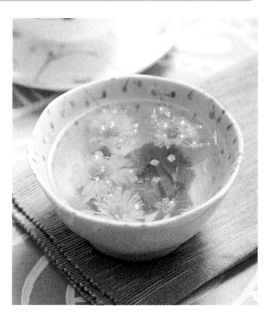

杞菊养肝乌龙茶 促进新陈代谢，养肝去脂

材料 菊花5朵，枸杞子10粒，乌龙茶
5克。

做法

将上述材料一起放入杯中，冲
入沸水，盖盖子闷泡约3分钟后代
茶饮用。

功效

菊花平肝，枸杞滋肝阴补肝血，乌龙
茶促消化降脂，三者搭配，可以更好
地养肝，有效降脂。枸杞多糖与乌龙
茶中的茶多糖搭配还有很好的降血糖
作用。本方还特别适合血糖高，或餐
后血糖不稳定的人饮用。

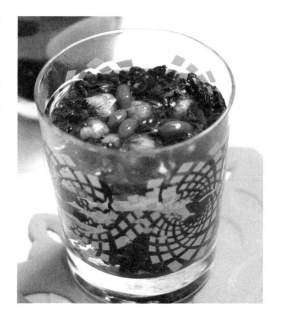

玫瑰花

疏肝养颜

性味：性温，味甘、微苦
归经：归肝、脾经
建议每日用量：3~15克

·对肝脏的好处

玫瑰花不仅能补脾气还能疏肝解郁。初开的玫瑰花朵和根可入药，有理气、活血等功效，可预防肝病、冠心病，对肝气犯胃、肝气不舒引起的月经不调、痛经、乳腺增生等也有辅助调理作用。

·对人体的其他益处

抗病毒

促进胆汁分泌

抗癌

美肤

调经

·人群宜忌

✔ 一般人均可食用，尤其适合皮肤粗糙、贫血、体质虚弱、月经不调、肋痛、痛经、面部长斑、乳腺增生、赤白带下、痢疾，跌打损伤，腹泻、淤肿疼痛、吐血、咯血、痈肿或乳痈初起的人食用。

✘ 阴虚有火者、孕妇等人不宜食用。

·搭配宜忌

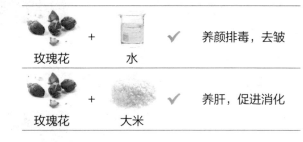

| 玫瑰花 | + | 水 | ✔ | 养颜排毒，去皱 |
| 玫瑰花 | + | 大米 | ✔ | 养肝，促进消化 |

·怎么吃最养肝

玫瑰泡茶排毒效果更好

玫瑰具有排毒调经的效果，经常泡水饮用可美颜、养肝，尤其适合女性朋友。

玫瑰花煮粥，更有助于消化

玫瑰花有促进胆汁分泌的成分，将玫瑰煮在粥中，可以促进肝脏分泌胆汁，提升人的消化功能，让玫瑰的护肝功效充分发挥出来。

玫瑰香粥 调经，解郁

材料 大米100克，玫瑰花瓣30克。

调料 冰糖、蜂蜜各10克。

做法

❶ 玫瑰花瓣洗净，取几瓣细细切碎，剩余的用水浸泡；大米洗净，浸泡 30 分钟。

❷ 锅置火上，倒入适量清水烧开，放入大米大火煮沸，转小火熬煮 20 分钟。

❸ 将玫瑰花瓣碎末、冰糖放入粥中，继续慢火熬煮 10 分钟，撒上其余花瓣，关火，凉至温热，加入蜂蜜即可。

功效

玫瑰花可以理气解郁；大米可以滋养五脏。二者搭配食用，可以调经、缓解肝郁。

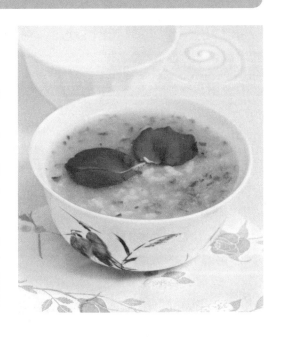

梅花玫瑰柠檬草茶 疏肝理气

材料 梅花干品、玫瑰花干品各5朵，柠檬草干品5克。

调料 蜂蜜适量。

做法

❶ 将上述花草一起放入杯中，冲入沸水，盖盖子焖泡约 5 分钟。

❷ 放至水温，调入蜂蜜后代茶饮用。

功效

梅花有疏肝理气、健脾开胃、生津止渴的功效；玫瑰花具有行气活血、排毒抑菌的功效；柠檬草具有健脾养胃、利尿解毒的功效。三者搭配泡茶，可以疏肝解郁、养颜抑菌，非常适合春季饮用。

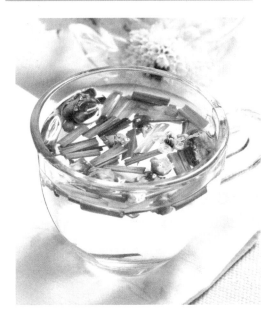

第三章 饮食调养，吃对养肝，吃错伤肝 ·

陈皮

疏肝理气，燥湿化痰

性味：性温，味苦、辛
归经：归肝、胆、胃经
建议每日用量：3~9克

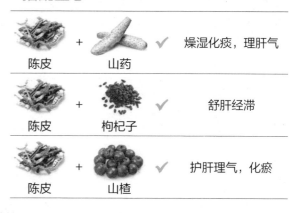

·对肝脏的好处

陈皮具有疏肝理气、燥湿化痰的作用。陈皮中的橙皮苷有抗病毒作用，可以减少病毒对肝脏的损害。

陈皮中的黄酮类化合物可以保护肝脏细胞，阻止病毒伤害肝细胞，对慢性肝炎和肝硬化均有不错的调理作用。

陈皮富含维生素B_2，可以促进肝对蛋白质的代谢和吸收，可以减轻肝脏的消化负担，并有利于肝细胞的再生。

·对人体的其他益处

促进消化

止呕

利水

止咳化痰

·人群宜忌

✅ 一般人均可食用，尤其适合消化不良、腹胀、食少、恶心呕吐、头目眩晕、水肿、小便不利、大便秘结、乳痈疥癣、气管炎、咳嗽痰多及中鱼蟹毒、酒毒的人食用。

❌ 气虚及阴虚燥咳患者不宜食用。吐血证慎服。

·搭配宜忌

陈皮	+ 山药	✓	燥湿化痰，理肝气
陈皮	+ 枸杞子	✓	舒肝经滞
陈皮	+ 山楂	✓	护肝理气，化瘀

·怎么吃最养肝

吃陈皮自己炮制经济安全

吃橘子时，将皮剥下，在阴凉处阴干，不要放在太阳下暴晒，以免增加它的燥烈之性。阴干后放在密封的玻璃容器中保存，存放1年以上再食用。

陈皮枸杞兔肉汤 滋阴健脾，理气

材料 陈皮10克，枸杞子15克，去皮兔肉
400克，竹笋50克。

调料 葱段、姜片各10克，盐5克。

做法

❶ 将兔肉剁成小块，焯水；枸杞子洗净，
浸泡；竹笋洗净，切片。

❷ 锅内倒入适量清水烧开，加葱段、姜
片，放入兔肉炖1小时后加枸杞子、
笋片、陈皮，再煮约15分钟，加盐调
味即可。

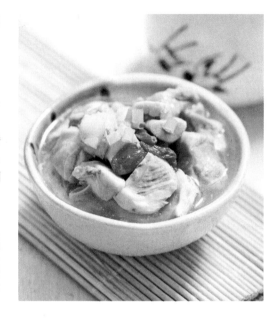

功效

陈皮疏肝理气，枸杞子滋补肝肾，兔肉
滋阴健脾，此汤养肝滋阴健脾、理气。

番茄山楂陈皮羹 预防脂肪肝

材料 番茄200克，山楂30克，陈皮10克。

调料 水淀粉15克。

做法

❶ 山楂洗净，去子，切成片；陈皮洗净，
切碎；番茄洗净，剁成番茄糊，待用。

❷ 砂锅中加适量清水，放入山楂、陈皮，
中火煮20分钟，加番茄糊拌匀，改小
火煮10分钟，用水淀粉勾芡即可。

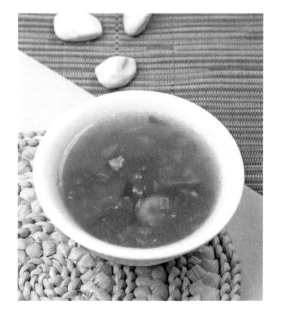

功效

陈皮可以舒理肝气；番茄所含柠檬
酸、苹果酸有分解脂肪的功效；山楂
可促进脂质代谢。三者搭配可以预防
脂肪肝。

第三章 饮食调养，吃对养肝，吃错伤肝

佛手

疏肝理气

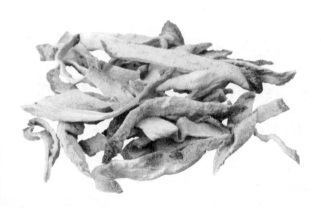

性味：性温，味辛、苦、酸
归经：归肝、脾、肺经
建议每日用量：3~9克（干品）

·对肝脏的好处

佛手具有疏肝理气、和中止痛、化痰止咳的功效，对于因肝郁气滞引起的胸闷胁痛，肝胃不和引起的脘痛胀痛、嗳气呕吐、腹泻，有明显的改善作用。

·对人体的其他益处

止胁痛

促进消化

止呕止泻

提高免疫力

化痰止咳

·人群宜忌

✅ 一般人均可食用，尤其适合患有胃病、呕吐、噎膈、高血压、气管炎、哮喘、带下病、醉酒的人食用。

❌ 阴虚血燥、气无郁滞者不宜服用。

·搭配宜忌

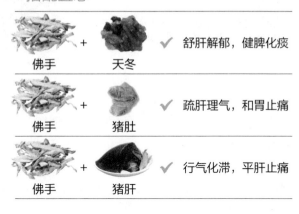

佛手	+	天冬	✔	舒肝解郁，健脾化痰
佛手	+	猪肚	✔	疏肝理气，和胃止痛
佛手	+	猪肝	✔	行气化滞，平肝止痛

·怎么吃最养肝

巧选购

选购佛手，以片大、皮黄肉白、香气浓郁者为佳。

煮粥、煲汤

煮粥或煲汤时放些佛手，具有疏肝理气的作用。

扁豆佛手粥　理气化痰，舒肝健脾

材料　扁豆80克，佛手15克，大米80克。

做法

❶ 将佛手洗净，加适量清水煎取汁。

❷ 将佛手汁与扁豆、大米一起放入锅中，加适量水煮粥服食。

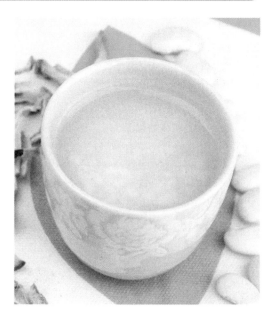

功效

佛手可以疏理肝气，平喘化痰，扁豆能益气化湿，这款粥可以滋阴润燥、理气化痰、舒肝健脾。

佛手猪肚汤　疏肝理气，和胃止痛

材料　猪肚1个(约500克)，佛手15克。

调料　生姜4片，盐、味精各适量。

做法

❶ 将猪肚去肥油，漂洗干净。

❷ 姜片放在水锅中煮沸，将猪肚投入其中，再煮沸，将姜片与猪肚捞出，猪肚切成小块。

❸ 将佛手、生姜、猪肚一齐放入锅内，加适量清水，武火煮沸后，转文火再煮 1~2 小时，加入盐和味精调味即成。

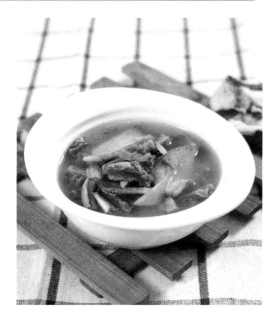

功效

佛手疏肝理气，治胃病；猪肚健脾和胃，改善消化不良。二者搭配可以达到疏肝理气、和胃止痛的效果。

酸枣仁

补肝宁心，助眠

性味：性平，味甘、酸
归经：归肝、胆、心经
建议每日用量：9~15克

· 对肝脏的好处

酸枣仁可以补肝宁心。酸枣味酸而性收，其仁甘润而性温，能散肝、胆二经之滞。

《药品化义》："枣仁，仁主补，皮益心血，其气炒香，化为微温……又取香温以温肝、胆，若胆虚血少，心烦不寐，用此使肝、胆血足，则五脏安和，睡卧得宁；如胆有实热，则多睡，宜生用以平服气。"

· 对人体的其他益处

强心

提高免疫力

安神助眠

促进血液循环

镇痛、抗惊厥、降温

· 人群宜忌

✅ 一般人均可食用，尤其适合失眠多梦、心气不足、惊悸怔忡、自汗盗汗、肺气不足、烦渴不安者食用。

❌ 凡有实邪郁火及患有滑泄症者慎服。

· 搭配宜忌

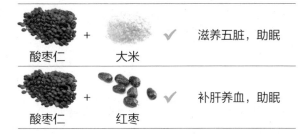

| 酸枣仁 | + | 大米 | ✓ | 滋养五脏，助眠 |
| 酸枣仁 | + | 红枣 | ✓ | 补肝养血，助眠 |

· 怎么吃最养肝

酸枣仁生用，疏肝利胆

当体内有寒，或有热，或是肢体酸痛，血行不畅时，可以用生的酸枣仁来疏利肝和脾的血脉，使血液循环畅通，以改善肢体酸痛。

补肝血，用炒过的酸枣仁

肝血虚或是阴津不足，人总是感觉心烦不能安眠，可以用炒制过的酸枣仁来收敛肝脾的津液，且炒过的酸枣仁香味更浓，补肝血的效果更好，服用炒过的酸枣仁可以改善失眠或多汗的症状。

枣仁龙眼茶 滋肝补血，助眠

材料 龙眼12克，酸枣仁10克。

调料 芡实10克，白糖适量。

做法

1. 酸枣仁炒熟、捣碎，拿干净的纱布包起来；龙眼和芡实洗净。

2. 砂锅中放入500毫升的水，将酸枣仁同龙眼、芡实一起放入砂锅里，煮半小时。

3. 丢掉酸枣仁包，加入适量的白糖，去渣取汁，代茶饮用。

功效

炒酸枣仁可滋补肝血、收敛肝脾津液；龙眼可以补血安神；芡实补脾固肾。三者搭配可以滋肝补血、助眠。

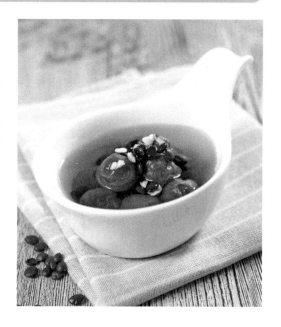

枣仁泥鳅汤 补肾助阳，养血助眠

材料 泥鳅50克，酸枣仁50克。

调料 葱花、姜末、黄酒、盐、油各适量。

做法

1. 泥鳅活杀，去内脏，洗净，切段；酸枣仁炒熟。

2. 锅中加清水500毫升，将泥鳅、酸枣仁、姜、葱、黄酒、油、盐放入，急火煮开3分钟，撇去浮沫，改文火煮15分钟即可。

功效

泥鳅含有高蛋白，可以修复肝脏细胞，而且可以补肾助阳；枣仁炒后可以补肝血，改善失眠。二者搭配可以起到补肾助阳，养血助眠的作用。

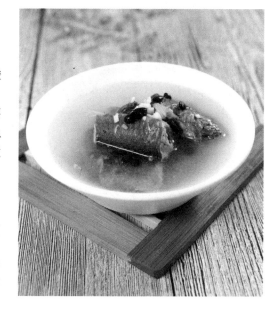

养肝不宜多吃的食物

🍂 烧烤食物增加肝脏负担

烧烤食物含有致癌物

烧烤食物含有大量的苯并芘，这种物质有很强的毒性，肝脏作为人体最大的解毒器官，无疑会因其摄入量的增加而负担变重，并且这种物质还有很强的致癌性，肝是最大的受害者。

搭配蔬果可减轻肝脏的负担

吃烧烤时配上一些新鲜的绿叶菜和水果，既可滋肝降火，又可帮助肝脏解毒，以减轻肝脏的负担。

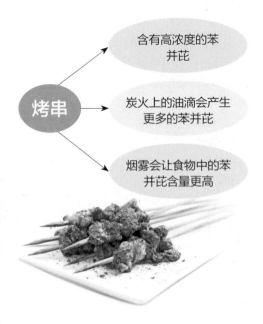

烤串 → 含有高浓度的苯并芘

烤串 → 炭火上的油滴会产生更多的苯并芘

烤串 → 烟雾会让食物中的苯并芘含量更高

🍂 甜食吃多了可能得脂肪肝

甜食在体内能转化为脂肪。甜食可以迅速补充体能，是很好的能量来源。但是，甜食摄入过多，对人体的伤害也非常大。甜食的主要成分是碳水化合物，当摄入量适当的时候，它主要转化为热量，帮助人体完成各项生理活动。如果摄入过多，肝脏代谢不了，就会转化为脂肪贮藏在人体中，增加肝脏的代谢负担。

脂肪堆积引发脂肪肝。脂肪堆积在

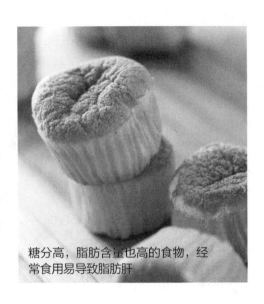

糖分高，脂肪含量也高的食物，经常食用易导致脂肪肝

血液中就会导致高脂血症，堆积在肝中就引发脂肪肝。脂肪在人体中堆积，肝的负担加重，机能就会有所受限，出现如便秘、消化不良、腹胀等一系列消化系统的症状。

◎ 霉变食物易致肝癌

食物发霉会产生黄曲霉素，黄曲霉毒素在致癌物里被世界卫生组织划定为 1 类致癌物。黄曲霉毒素长期少量摄入会使人的肝脏组织被破坏，导致肝硬化，严重者会导致肝癌。

玉米、花生最易生黄曲霉素。黄曲霉毒素广泛存在于农作物中，花生和玉米是最容易被黄曲霉毒素污染的两种食物。因为黄曲霉毒素可以溶于油脂，所以用花生和玉米制出的成品油也是黄曲霉素的藏身之地。

花生、玉米、花生酱、玉米油、花生油这类食物购买后一定要妥善保管，一旦发生霉变，一定不要再食用。尤其是花生酱，因为其含有丰富的蛋白质和油脂，黄曲霉素易生又不易被发现。有研究者发现，经常吃这种食物的人，患肝癌的概率明显高于不食用人群。

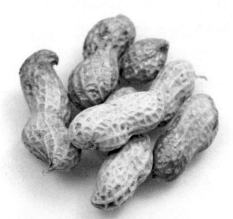

黄曲霉素极易在受潮的花生上繁殖，因此受潮的花生一定不能食用

玉米油与花生油都有不错的养生功效，只要保存得当并不会对人体有害。喜欢吃这两种油的人，可以购买有质量保证的正规厂家生产的油，这样可以在源头上阻断黄曲霉素。另外尽量买小包装的，并放在阴凉干燥的地方保存，可以有效预防黄曲霉素的产生。

其他谷物长时间保存也不安全

其他谷物发生霉变，也可能会产生黄曲霉素，所以也不宜食用。保存时间过长的谷物，黄曲霉素的含量也会升高，所以尽量不要大量储存谷物。尽量购买小包装的当年谷物，以减小肝脏受黄曲霉素伤害的概率。

隔夜菜易致肝癌

确切地说，隔夜菜并不是仅指那些放置了一夜的菜，只要存放时间超过8小时，食物中的有毒成分就会增加。

在所有蔬菜中，绿叶菜的硝酸盐含量最高，瓜果类蔬菜稍低，根茎类和花菜类居中。绿叶菜无论做熟与否，只要放置时间长一点，硝酸盐在微生物的作用下就会转化成对肝脏有害的亚硝酸盐。所以如果不是马上就要食用，就尽量不要买。第二天要食用的菜尽量选择瓜果类的蔬菜比较好。

鱼、虾、螃蟹、贝类等高蛋白的水产品，隔夜后，蛋白质会发生降解，变性的蛋白质会对肝肾产生毒害作用。所以吃水产品要吃多少做多少，买多了可以放在冰箱冷冻，下次再烹调。

维生素C可以抑制抑制亚硝酸钠转化为有致癌性的亚硝铵，所以当你吃了可能含有亚硝酸盐的食物后，可以多吃一些富含维生素C的食物来帮助肝解毒。

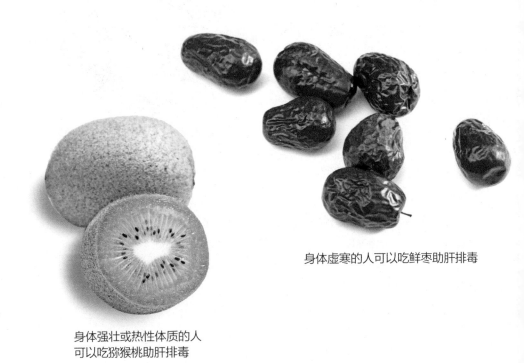

身体虚寒的人可以吃鲜枣助肝排毒

身体强壮或热性体质的人
可以吃猕猴桃助肝排毒

腌制食品会让肝脏毒素堆积

腌制的蔬菜，亚硝酸盐的含量很高，尤其是腌制时间少于 15 天的。15 天后腌菜中的乳酸含量升高，会让亚硝酸盐的含量降低。

东北人冬天常吃的酸菜，四川人常吃的泡菜，朝鲜族的辣白菜都是典型的腌制蔬菜，也是亚硝酸盐的仓库。这些菜虽然很开胃，但是并不适合经常食用。特别喜欢吃的人，应该间隔一段时间后再吃。

加工肉制品中也有亚硝酸盐。因为亚硝酸盐可以让肉类不易腐坏，而且颜色更加鲜亮。很多加工肉制食品在制作过程中会加入亚硝酸盐进行腌制，像火腿、袋装的鸡肉等肉制品中均有亚硝酸盐的存在，正规生产厂家生产的肉制品，亚硝酸盐含量适当，不会对人体健康产生影响。但是大量食用这类食品，或是购买非正规厂家的产品，亚硝酸盐一旦食用过量，就会对肝脏造成损伤。

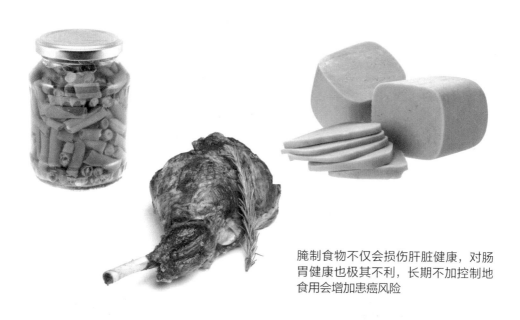

腌制食物不仅会损伤肝脏健康，对肠胃健康也极其不利，长期不加控制地食用会增加患癌风险

小贴士

新鲜的当季本地产的蔬菜水果是最有利于人体健康的，养生就要顺应时令饮食，这样才对健康有益。

方便面、松花蛋、葵花子都伤肝

方便面等零食多吃对肝脏健康不利。因为这些零食含有大量的油脂，防腐剂、氢化油、糖分，而人体需要的维生素和矿物质含量却不高。防腐剂、氢化油这类添加剂会增加肝脏的消化负担，尤其是氢化油，它在人体中代谢的时间要比正常的油脂高 20 多倍，特别容易在人体内堆积。进食这类零食，会使人体热量摄入过高，导致肥胖，从而引发一系列的并发症，如高血压、高脂血症、糖尿病、脂肪肝等。

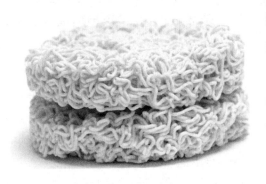

方便面属于高盐、高脂食物，长期食用会增加肝脏负担，还会导致营养不平衡

经常吃方便面、饼干等零食的人，虽摄入了足够热量，但营养并不均衡，所以特别容易引发营养不良性脂肪肝。

松花蛋过量食用易致铅中毒。松花蛋在制作过程中用了大量的茶叶、石灰等物，容易使蛋白质发生变性反应，增加肝脏的消化负担。且松花蛋中铅含量非常高，经常食用会导致铅中毒。儿童过多食用松花蛋，摄入的铅不能及时排出体外，会影响智力发育。

葵花子摄入过多会导致肝功能下降。葵花子中的不饱和脂肪酸含量非常高，不饱和脂肪酸的代谢要消耗体内的胆碱，人体内胆碱缺乏会导致肝细胞凋亡，肝功能下降，脂肪代谢失调，极易导致脂肪肝的发生，严重者甚至出现肝组织坏死或肝硬化。

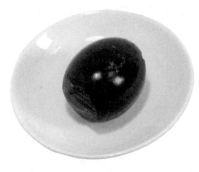

无铅松花蛋也不是一点铅也没有，只是铅的含量比较低，也不宜经常食用

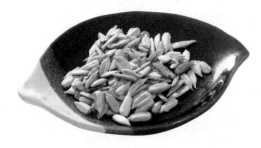

葵花子中脂肪含量较高，每天食用量最多不超过 25 克，有肝病的人最好不吃

第四章

全方位养肝，
身、心、颜同养

养肝血，气色好、不易老

肝藏血 →	肝藏血是指肝脏具有贮藏血液、防止出血和调节血量的功能。肝中血在心的作用下，可以输送到人体的各个部分，人体的生理机能才会得以正常实施。
肝生血 →	肝生血则是指肝可以参与血液生成的作用。《素问·六节脏象论》认为"肝……其充在筋，以生血气"。现代医学认为肝脏可以净化血液的毒素，让新血得以再生。

血盈则强，血亏则衰

肝血足，人身轻体健

《素问·五脏生成》亦云："肝受血而能视，足受血而能步，掌受血而能握，指受血而能摄。"肝中血液充足，人的活动才会不受限，否则，人就会出现视力减退、手足无力、筋挛骨痹的衰老之状。所以说血盈则身强力健，血亏则衰老羸弱。

肝血足，疏泄功能才会正常

肝主疏泄，可以调理人体各个器官的机能。如若肝血不足，则肝气有余，肝的疏泄功能太过，会导致肝阳上亢或肝火旺等症状，人体健康就会受到威胁。

血虚之人气也虚

气为血之帅，血为气之母。母虚子不壮，气血亏虚之人身体机能都会下降，健康变得遥不可及。

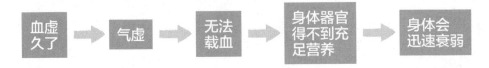

血虚久了 → 气虚 → 无法载血 → 身体器官得不到充足营养 → 身体会迅速衰弱

肝血充盈才能明眸善睐

肝血不足，就会视力模糊

肝血不足，眼睛里的经络不通，失去正常的舒张功能，最显著的症状就是视近清楚，视远模糊。

按摩后溪，改善因肝血不足引起的近视

无论是上班族，还是学生一族，可以将后溪穴对准桌沿，然后用点劲按揉。此法对因肝血不足引起的近视有不错的改善作用。每隔 1 小时按揉 2~3 分钟。

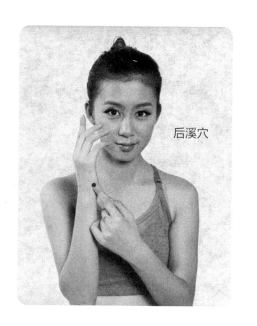

后溪穴

目失血养，干涩夜盲

肝开窍于目，眼睛得到肝血的濡养才能发挥正常的视物功能。如果肝血不足，眼球得不到血液的滋润和营养，就会出现夜盲症、眼睛干涩等一系列症状。

久视耗肝血，就是说长时间用眼会损耗肝血。经常对着电脑和手机看的人肝血损耗尤其多，这些人往往都有眼睛干涩、疼痛流泪、视力下降的经历。所以平时每隔几分钟眨眨眼，尽量减少眼睛对着屏幕的时间，可以减少肝血的损耗。

肝血充足能解决"面子"问题

肝血不足，脸上长斑气色差

人的面色以洁净无斑、红润有光泽为美，但是我们在现实生活中经常看到很多长得很漂亮的人，脸上长斑，气色也很差，肤色黯黄、发青等。

出现这些问题的根本原因是，肝血不足，面部气血不通，垃圾在面部沉积下来就形成色斑，面色发青；肝血不足，肝火过旺，人的面色就会发黄。

好习惯可以减少肝血损耗

补足肝血不仅可以解决面子问题，还可以让人的身体健康起来。

三阴交穴、大敦穴，补养肝血的特效穴位

按揉三阴交的作用

三阴交穴是肝、脾、肾三条阴经的交会穴，按摩该穴既可以滋补肝阴，同时还可补脾肾之阴，肾阴充足可以养肝木，肝血自然得充。脾是后天气血生化之源，脾好就有足够的气血分配给肝脏。

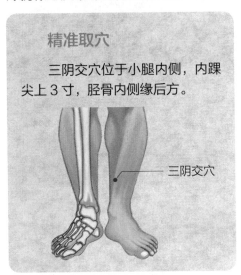

精准取穴

三阴交穴位于小腿内侧，内踝尖上3寸，胫骨内侧缘后方。

三阴交穴

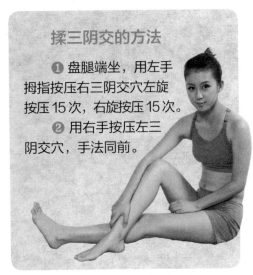

揉三阴交的方法

❶ 盘腿端坐，用左手拇指按压右三阴交穴左旋按压15次，右旋按压15次。

❷ 用右手按压左三阴交穴，手法同前。

按摩大敦穴的作用

大敦穴是负责将肝经津血输送到体表的穴位，按摩大敦穴可以补足肝血，促进肝经津液的输送，改善因肝血不足引发的头晕、胁肋痛、惊悸。

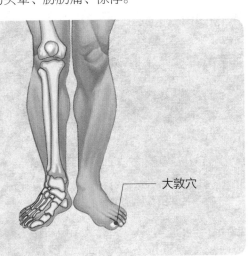

精准取穴

大敦穴位于大拇趾内侧，距离趾甲根2毫米处。

直接按揉法

❶ 盘腿端坐，赤脚，用左手拇指按压右脚大敦穴，左旋按压15次，右旋按压15次。

❷ 用右手按压左脚大敦穴，手法同前。

大敦穴

● 做做瑜伽放松身心

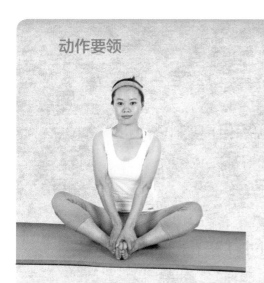

动作要领

❶ 坐直，双脚脚后跟和脚掌相对，双手十指交叉抱住脚趾，尽量把脚后跟贴近会阴部，保持此姿势深呼吸5次。

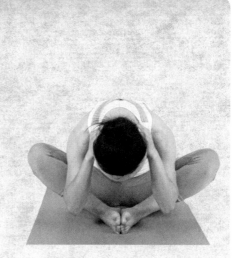

❷ 慢慢呼气，身体前倾，脊背保持挺直，双肘放在脚前，保持15秒。

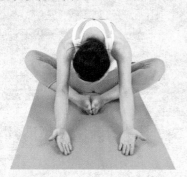

❸ 手掌朝上，向前伸，尽量将额头贴近地面，再慢慢将下巴放在地面上，调整呼吸，保持15秒

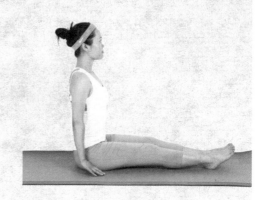

❹ 慢慢吸气回复原坐姿，伸腿放松。

动作解密

此套动作使腹部受到充分挤压、肝经受到充分拉伸，能促进腹部、肝脏部位的血液循环，而且肝经的充分拉伸，可以健筋生血，所以对补肝血、放松身心有很好的作用。

● "吃血补血"，经常吃些来源可靠的动物血

动物血组成成分与人的血液极为相近，贫血人群缺少的营养物质如蛋白、铁、血红素都可以在它们中找到，所以用吃动物血的方法完全可以取得良好的补血效果。但一定选择健康的动物血。

● 富含胡萝卜素、维生素 A 的食物也补血

维生素 A 与胡萝卜素在肠道内可能与铁络合，保持较高的溶解度，防止诸如植酸、多酚类对铁吸收的不利作用，促进血红素生成，提高血液质量，预防贫血。

● 补充优质蛋白质，促进血红蛋白生成

蛋白质是构成血红蛋白的重要物质，含优质蛋白质的食物有鱼虾、禽肉、蛋、瘦肉、大豆及豆制品。

● 多吃富含铁的肉类、干果以补血

动物性食物中的铁为二价的血红素铁，人体吸收后可以直接利用，利用率非常高。干果中也含有丰富的铁质，例如核桃、腰果、松子等也是补铁佳品。

● 多吃富含维生素 C 的蔬菜和水果，促进铁的吸收

维生素 C 具有还原性，能将食物中的三价铁还原为二价铁，并与铁螯合形成可溶性小分子络合物，从而促进铁的吸收。富含维生素 C 的蔬果有黄瓜、番茄、鲜枣、橙子等。

● 少喝咖啡，以免影响铁的吸收

咖啡含有鞣酸、多酚类物质，可以明显抑制机体对植物性食物中所含铁的吸收。咖啡中的氯原酸也能抑制机体对植物性食物中铁的吸收，但没有前两种明显，所以喝咖啡一定要适量。

最养肝血的食材推荐

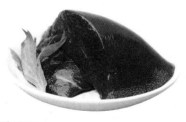

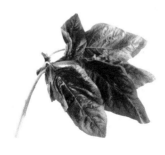

苋菜

苋菜中铁的含量很高，还含有丰富的维生素C和胡萝卜素，可以促进铁在人体内的吸收。

猪肝

猪肝中富含血红素铁，利于人体的吸收；而且猪肝中含有大量的优质蛋白，可以促进血红蛋白的合成。

牛肉

牛肉中含铁量丰富，而且含有丰富的蛋白质，可以有效地提升血红蛋白水平。

紫菜

紫菜的含铁量高得惊人，蛋白质含量也非常高，胡萝卜素的含量也不低，非常有利于提升血红蛋白水平，与富含维生素C的食物搭配食用效果会更佳。

菠菜

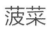

菠菜中含有丰富的铁，同时含有丰富的维生素C与大量的胡萝卜素，可以促进铁在人体内的吸收，尤其是红根菠菜，补铁效果更好。

胡萝卜

胡萝卜中含有大量的胡萝卜素，可以促进铁在人体的吸收，还可以减少植酸、多酚类对铁吸收的影响。

红枣杞子乌鸡汤 补血益气

材料 净乌鸡1只，红枣20克，枸杞子10克。

调料 生姜20克，盐3克。

做法

① 净乌鸡洗净，先放入沸水中氽烫，去掉血腥味。将红枣、枸杞子洗净，生姜洗净去皮，拍松。

② 将红枣、枸杞子、生姜纳入乌鸡腹中，放入炖盅内，加水适量，大火烧开，用小火炖至乌鸡肉熟烂后加盐即可食用。

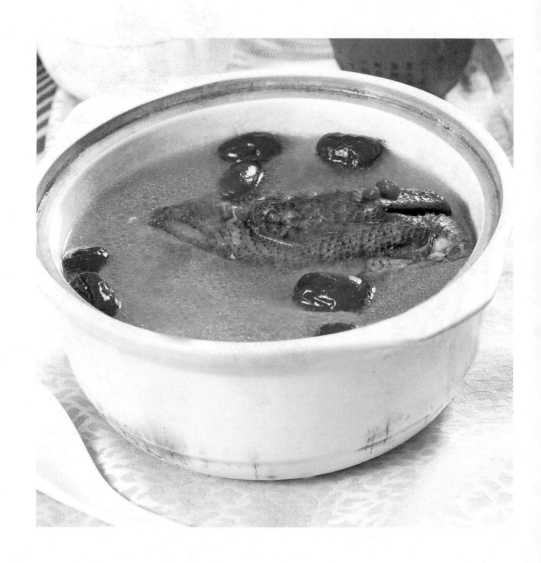

阿胶粥 补气养血

材料 糯米100克，阿胶30克，红糖10克。

做法

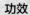 阿胶清洗干净，捣碎；糯米淘洗干净，用水浸泡4小时。

❷ 锅置火上，倒入适量清水烧开，放入糯米大火煮沸，再转小火，待粥稠加入阿胶烊化，调入红糖即成。

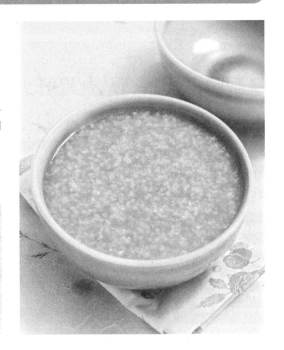

功效

阿胶是补血圣品，可以平肝润肺；糯米与红糖也是补血佳品，且糯米的益气效果非常显著；三者搭配补气养血的效果非常好。但是由于阿胶性滋腻，有碍消化，故脾胃虚弱、消化不良者慎食此粥。

海带芦笋拌牛肉 气血双补

材料 熟牛肉片200克，芦笋尖160克，胡萝卜丝、海带丝各100克，熟白芝麻适量。

调料 芝麻酱10克，葱末、姜末、蒜末、醋各6克，香油、盐各3克。

做法

❶ 取小碗放入芝麻酱，加凉开水调稀，加入所有调料制成调味汁；将芦笋尖、海带丝分别入沸水锅中焯至断生，捞出备用。

❷ 取盘，放入所有食材，淋上调味汁，撒上熟白芝麻即可。

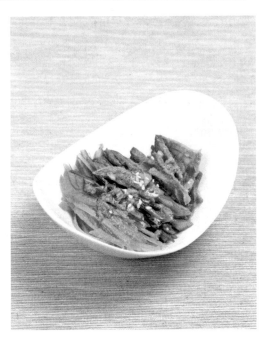

功效

牛肉和海带富含铁，芦笋、胡萝卜均含有可促进铁吸收的维生素C，这四种食材搭配可以气血双补。

平肝降火，体不焦、容颜好

眼睛干涩十有八九是肝火过旺

肝火旺，随肝气上行于人的躯干上部及头面部，从而引发相关部位的一系列症状。眼睛为肝之窍，它是显示肝脏状况的一个窗口。当肝火旺时，眼睛是最容易受到影响的部位。肝火旺，必是肝阴不足，不能润泽眼球，所以眼睛就会表现出干涩的症状。

眼睛干涩的人要注意保证充足睡眠，并吃一些养肝阴的食物，如青豆、菠菜等。

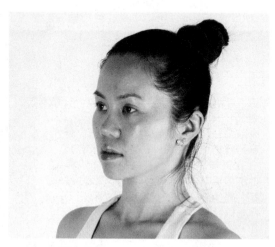

眼睛干涩要多眨眼，以产生更多的泪液来滋润眼球。

肝火太盛会伤脾

肝脏五行属木，脾五行为土。按照五行相克的原理，木克土，所以肝火太盛时，就会克制脾土。脾土受制变虚，人的消化功能就会变弱。

肝火大是高血压的一大诱因

肝火旺，上冲头部，会引起头晕头痛、口干口苦、两肋胀痛等症状，是引发高血压的一大诱因。肝火旺的人，往往脾气暴躁，易发火。

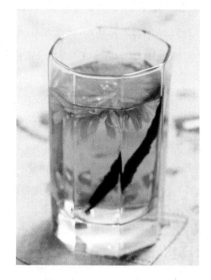

肝火旺导致的高血压可以喝苦丁茶将肝火降下来。

心情平和，不要大动肝火

肝火旺，害处多

肝火旺不仅会引起高血压，还会出现木火反侮肾水的情况，从而导致肾虚；还会出现肝气郁滞，催生各种肝病；对人的身体健康造成极大的威胁。

情绪起伏大，肝火会烧得更旺

情绪起伏大，会使人的肝火烧得更旺。肝脏是人体最易受情绪影响的两个脏腑之一，另一个是心。尤其是怒，对肝的伤害最大，催动肝火的力度也最强。经常有高血压患者在大怒过后血压急剧升高，严重者甚至引发脑出血。所以一定要保持心情平和，不要动不动就发火。

学会稳定自己的情绪

要想保持稳定的情绪、平和的心态，除要加强自身的修养，还要学会换位思考，多体谅他人的难处。在无法平息心情的状况下，要努力地做深呼吸，多做几次，情绪会得到较大程度的缓解。

养成规律的作息习惯

睡眠不足是引发肝火旺的一个诱因，所以一定要注意养成良好的作息习惯。不要总是熬夜，也不要黑白颠倒，因为白天人体的阳气比较旺，很难进入深度睡眠，只有深度睡眠才能够让肝脏得到充分的修复，肝血得以再生。

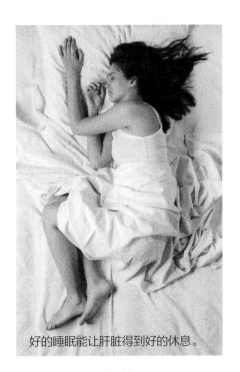

好的睡眠能让肝脏得到好的休息。

保证充分的休息，不要过度劳累

人体的四肢得肝血才会正常运动，活动过多必然会耗费大量的肝血。所以人过度劳累最伤的就是肝脏。养肝脏降肝火，就要注意劳逸结合，以免因过劳耗费肝血太过，导致肝火上升。

● 刺激劳宫穴，泻肝火、除瘀血

劳宫穴是心经上的穴位，刺激它可以清心火，并可祛除肝火，促进血液循环，将瘀血排出。按揉这个穴位可以改善因肝火上炎引发的眩晕、风火牙痛、心神不安、烦躁等症。

精准取穴

蜷起手指，劳宫穴正好就在中指和无名指的前端，位于手心处。

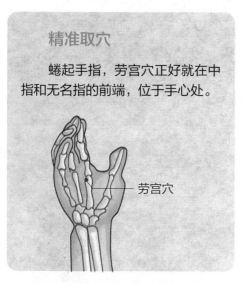

劳宫穴

按揉劳宫穴

用拇指进行按揉，两只手交替进行。不需按到感觉疼痛，感觉舒服就可以。每只手刺激3次，每次1分钟。

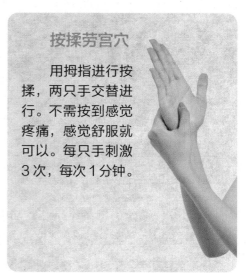

● 睛明穴，清肝明目就按它

睛明穴可以调动膀胱经的气血来供给眼睛，让眼睛得血而明亮清澈，并可保护视力，预防近视。

精准取穴

鼻梁旁与内眼角的中点凹陷处即是睛明穴。

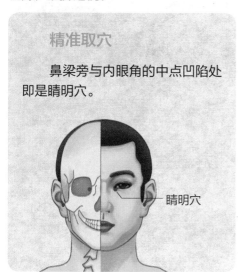

睛明穴

按摩睛明穴

用食指指尖点按睛明穴，按时吸气，松时呼气，共36次，然后轻揉36次，每次停留2～3秒。

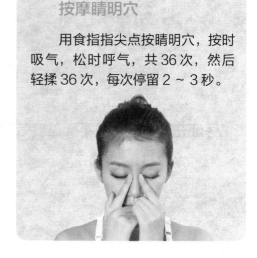

转体养肝操，促进代谢、去除火气

人的情绪不好，火气大，会使肝脏气血不平衡。情绪起伏越大，越伤肝，肝的疏泄功能越差，人的代谢问题也会越来越严重。尤其是缺少运动、工作压力大的上班族，身体的代谢能力更是让人担忧。

练习一下转体养肝操，可以促进人体的新陈代谢，并能疏通经络，将火气排出去。

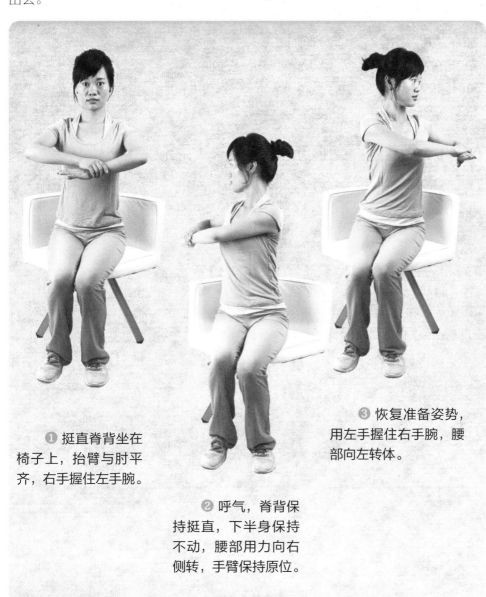

❶ 挺直脊背坐在椅子上，抬臂与肘平齐，右手握住左手腕。

❷ 呼气，脊背保持挺直，下半身保持不动，腰部用力向右侧转，手臂保持原位。

❸ 恢复准备姿势，用左手握住右手腕，腰部向左转体。

● 饮食均衡，每天进食的食物种类越多越好

人如果偏食，就会出现某些营养素摄入不足的情况，如铁摄入不足，肝血就会不足。所以饮食均衡，人体所需要的各种营养素都得到充分补充，就会让肝的健康得到保证，肝火也就旺不起来。

● 多吃富含维生素 C 的蔬菜和水果

富含维生素 C 的蔬菜和水果大部分属性寒凉，这类食物多吃一些可以滋阴降火，而且可以促进肝脏的排毒作用，促进经络的疏通，肝气畅通不郁，就不会化火伤人。

● 少吃高热量、油腻的食物，以免滋生肝火

高热量、油腻的食物，都会增加肝脏的代谢负担。长时间吃这类食物就会耗血伤阴，让肝火在不知不觉中升起来。

● 不吃辛辣食物，以免肝阳上亢

辛辣刺激性的食物吃得太多，人的肝火就会旺。辛辣味属金，肝为木，金克木，过食辛味食物会伤肝阴，导致肝火过旺。

● 清淡饮食，不宜吃得过咸

养肝要清淡饮食，过咸食物会导致血液黏稠，肝维持气血运行就会耗费更多肝气，且咸入肾，吃得过咸肾最先受损，肾水不能滋养肝木，肝火也会旺起来。

● 最有效去肝火的食材推荐

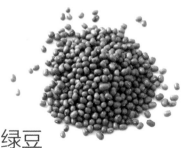

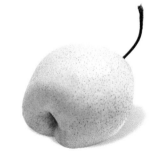

梨

梨可生津润燥，清热化痰。人体一切热性病均可以吃之化火。肝火旺，每天吃1个梨会有不错的降火效果。

绿豆

绿豆可以清热去火，因其色绿又入肝经，所以清肝火的效果更加显著一些。绿豆还可以消暑，夏季肝火旺可首选绿豆食用。

火龙果

火龙果味美多汁，有很好的滋阴效果，而且它含有比较多的铁，可滋补肝血。肝阴肝血不虚，肝火自然升不起来。

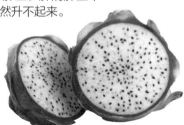

莲藕

莲藕生用可以清热生津、凉血，故肝火旺的人吃生藕，可以让肝火降下来。

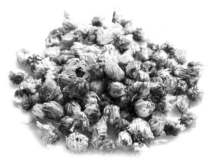

苦瓜

苦瓜性寒，滋阴降火的效果非常好，且色绿入肝经，清肝火力度很大。一般火不旺之人吃苦瓜要配辣椒。

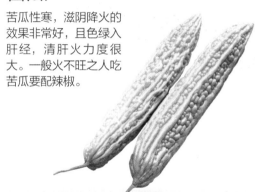

菊花

菊花可以散风清热，平肝明目。无论是肝火旺还是风热引起的目赤肿痛都可用菊花泡茶来解决。黄菊花清热解毒的效果非常好。秋季食用菊花降肝火的效果最佳。

醋腌藕 滋阴降火，养血排毒

材料 藕150克，醋10毫升。

调料 糖、盐、香油各适量。

做法

① 将藕洗净，去皮，横切成薄片，然后在沸水中焯30
　秒，后盛入盘中。

② 放适量糖、盐、醋和香油，搅拌均匀即可。

功效

藕能清理肠道，刺激肠壁，促进大便排出，并能补血健脾；醋可以滋养肝阴，而且能刺激肠道蠕动，利于排便；二者搭配可以滋阴降火，养血排毒。

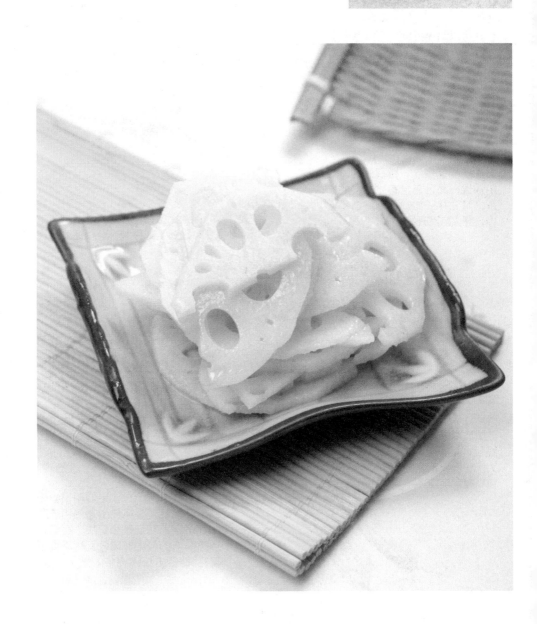

红枣菊花粥 健脾补血，平肝降火

材料 菊花10克，红枣6颗，大米100克，红糖10克。

做法

❶ 红枣洗净，去核；菊花洗净；大米淘洗干净，用水浸泡30分钟。

❷ 锅置火上，加适量清水烧开，放入红枣、大米煮至粥黏稠，加菊花、红糖再煮5分钟即可。

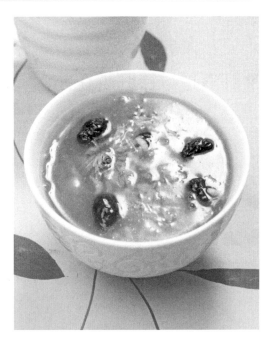

功效

菊花可以平抑肝阳，降肝火；红枣可养血补脾；大米滋养五脏；红糖可以补血通经；四种食物搭配，可以起到健脾补血，平肝降火的作用。常吃些粥对肝火旺引发的脾虚、血压高、脂肪肝都有很好的调理作用。

荸荠绿豆粥 平肝降火，润肺止咳

材料 绿豆50克，大米50克，荸荠100克。

调料 冰糖、柠檬汁各10克。

做法

❶ 荸荠洗净，去皮切碎；绿豆洗净，浸泡4小时后蒸熟；大米洗净，浸泡30分钟。

❷ 锅置火上，倒入荸荠碎、冰糖、柠檬汁和清水，煮成汤水。

❸ 另取锅置火上，倒入适量清水烧开，加大米煮熟，加入蒸熟的绿豆稍煮，倒入荸荠汤水搅匀即可。

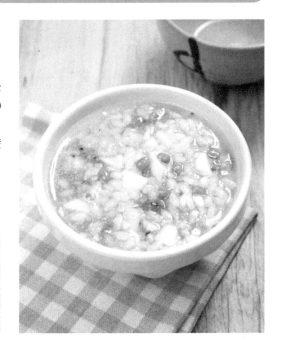

功效

荸荠可以滋阴清热，润肺；绿豆可以清火平肝；大米平补五脏；三者搭配平肝降火，润肺止咳，治疗肝火旺引发的肺燥咳嗽。

疏肝理气，通气机、心年轻

● 肝气是维持肝脏正常活动的元气

肝气指肝脏之精气与功能，肝脏以血为体，以气为用。肝气载血到人体各个部位，人体才能维持正常功能。肝气是维持肝脏正常生理活动的原动力——元气。肝气太过或不足都会影响肝脏的功能，并引发一系列不适症状。具体如下：

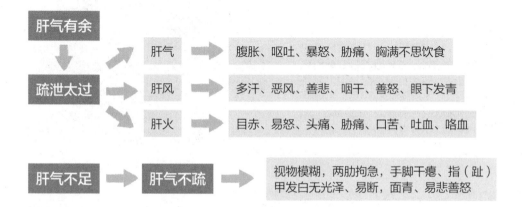

肝气有余		
↓ 疏泄太过	肝气 →	腹胀、呕吐、暴怒、胁痛、胸满不思饮食
	肝风 →	多汗、恶风、善悲、咽干、善怒、眼下发青
	肝火 →	目赤、易怒、头痛、胁痛、口苦、吐血、咯血

肝气不足 →	肝气不疏 →	视物模糊，两肋拘急，手脚干瘪、指（趾）甲发白无光泽、易断，面青、易悲善怒

肝气郁结的表现

肝为木脏，性喜条达。肝气运行舒畅，肝脏的功能正常，人体健康；肝气运行不畅，则会导致肝气郁结，人体会出现一系列问题。

血液系统问题	消化系统	神经系统	其他
月经不调、痛经、经闭、崩漏、瘀血	呕吐、食欲差、胸闷、脘胀、嗳气	失眠、多梦、抑郁、易怒	胸胁胀痛、头晕目眩、身困乏力

肝气郁结重舒肝

肝为刚脏，乃将军之官，主决断、谋略，最喜欢的是条达通畅，压抑则是最伤肝的。肝脏舒畅，肝功能才能正常发挥，所以肝气郁结重在舒肝。

舒肝解郁就要求人要有一个好的心态，合理饮食，适当运动，让郁气悄悄溜走。

肝喜欢柔和的情绪

肝主谋虑就是肝辅佐心神参与调节思维、情绪等神经、精神活动的作用。《柳州医话》中说"七情之病，必由肝起"，反过来人的七情（喜、怒、忧、思、悲、恐、惊）过极，也会对肝产生不良影响。

肝脏喜欢比较柔和的情绪，柔和的情绪不会让肝的疏泄产生过大的动荡。如果情绪过于极端，肝脏的疏泄功能容易出现错乱，肝的正常生理功能也会受损。

正确评价自己，开心度过每一天

对自己有一个正常的评价，不要总是与比自己强的人过度攀比，也不要总是对自己信心不足，不敢争取成功的机会，让自己总是处于眼巴巴看着别人成功的境地。

在生活中要做到既不盲目自大，也不自卑，认认真真过好每一天。每天都过得开开心心，让肝气每天都处于舒畅条达之境，我们的健康也就在无形之中得到保障。

换位思考，很多事都情有可原

我们在生活中总是会遇到一些让自己生气的事，从而大动肝火，导致肝气受损。其实很多事，看问题的角度不同，得出的结论也不同。

比如：你和小宇同时缺钱的时候，你们共同的朋友小明，借给你的钱少于借给小宇的，是不是让你很生气？但是你站在朋友的角度考虑一下，小宇的条件更差一些，或是小宇对小明的帮助更多……想到这些是不是心情就好一些了？是不是可以与朋友友好相处了。

看问题就像拍照片，角度不同，拍出来的感觉也就完全不一样。在处理生活中的问题时，我们要像摄影师拍照片一样，总是能找到最合适的角度。

● 反射区疏肝解郁按摩法

肝气郁结会导致人体生病，舒肝解郁可以通过按摩肝脏在人体的 3 个反射区来实现。脏腑的反射区都位于人体的手足和耳部，一旦肝脏发生问题，这些部位得到的气血会大量减少，沿路的器官组织也会因些受累。如果我们坚持按压肝在手足、耳部的反射区，就可以疏肝解郁，调养肝脏。

精准取穴

在第 4、第 5 掌骨之间近掌骨侧，感情线上 2 毫米处。

缓解易怒急躁按揉手部反射区

用拇指和食指捏按左右手手掌的肝反射区，力度以反射区产生酸痛为度，但不要擦伤皮肤。

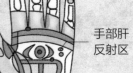

手部肝反射区

精准取穴

在耳洞与耳轮脚连线的延长线靠近对耳轮处。

视力模糊重刺激耳部反射区

用尖锐笔管来按压此反射区，或是用医用胶步将粟米或王不留行籽贴在该反射区，用手按压。

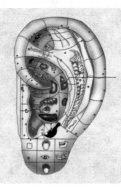

耳部肝反射区

精准取穴

右脚脚掌第四跖骨与第五跖骨之间，肾反射区里侧。

失眠惊恐按压足部反应区

用指节用力按压肝脏的足部反射区，以反射区有酸胀感为佳。

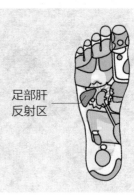

足部肝反射区

想"气儿顺"多揉揉腹

肝脏负责调理人体的气机，腹部是人体重要器官最多的地方，而且这里容易囤积脂肪和废物，是最容易造成淤堵、阻碍肝气条畅的地方。所以有空多按摩腹部可以促进肝气的循环，达到舒理肝气的作用。

揉腹的方法

❶ 先做几次深呼吸，以放松肌肉，排除杂念，然后将右手掌贴在脐部，左手掌放在右手背上，以脐部为中心，稍稍用力，做顺时针方向按揉，按摩的范围由小到大，再由大到小，连续按摩50次；再更换左右手位置，做逆时针方向连续按揉50次，反复3~5次。

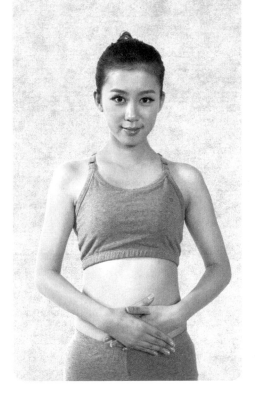

揉肩式理气放松法

揉肩可以带动肝气上行，促进上半身的气血循环，改善上半身肌肉紧张状态，对于经常对着电脑工作的人特别适合，可以有效预防颈椎病和肩周炎。

❶ 两脚分开，与肩同宽，左手自然垂下。

❷ 将右手搭到右肩，四指尽量展开，抓牢肩部，掌心紧贴肌肉，用大拇指做旋转按摩，同时其余四指做抓提按摩。

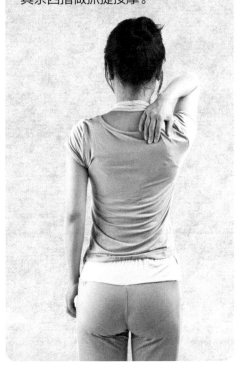

● B 族维生素缓解肝的消化负担

肝脏是人体最大的消化器官，增加 B 族维生素的摄入量可以缓解肝脏的消化压力。B 族维生素家庭成员众多，各有各的神通。

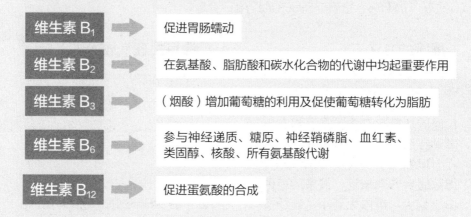

维生素 B_1	促进胃肠蠕动
维生素 B_2	在氨基酸、脂肪酸和碳水化合物的代谢中均起重要作用
维生素 B_3	（烟酸）增加葡萄糖的利用及促使葡萄糖转化为脂肪
维生素 B_6	参与神经递质、糖原、神经鞘磷脂、血红素、类固醇、核酸、所有氨基酸代谢
维生素 B_{12}	促进蛋氨酸的合成

● 疏肝解郁多食香

肝气宜舒不宜抑，有芳香气味的食物行气、解郁和醒脾，能促进肝气的舒发。肝气郁结时可以多吃此类的食物，达到醒脾促进食欲，行气解肝郁的目的。萝卜、佛手、香橼、芹菜等都是非常不错的选择。

● 水、果汁、豆浆助肝促代谢

水可以促进人体的新陈代谢，还能促进人体内的垃圾排出体外。果汁、豆浆等饮品中含有丰富的维生素和矿物质，既可以促进人体中大量消化酶的生成，促进代谢，也可溶解营养素，清除垃圾。

● 芳香花草茶疏肝理气

花草茶可以养护肝，还舒理肝气。花草都具有自己的独特香气，有很好的行气、解郁效果，常喝花草茶可以预防肝气郁结。

● 最有效的疏肝解郁食材

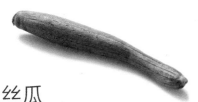

丝瓜

丝瓜入肝经，可以滋阴清热、通经活络，对胁痛、胸闷、腹胀、嗳气、妇女月经不调有良好的调解作用。

南瓜

南瓜可以补中益气，提高人的抵抗力，还有消除致癌物质亚硝胺的突变作用，保护肝肾，并促进肝肾细胞的再生。

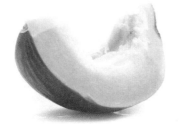

山楂

山楂可以消食健胃，行气散瘀。对胃胀、腹痛、腹泻、月经不调、瘀血经闭、高脂血症等症有很好的食疗作用。

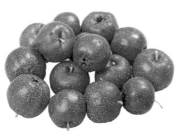

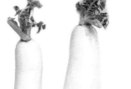

萝卜

萝卜可以行气化滞，改善因肝气郁结导致的消化不良、恶心呕吐、泛吐酸水、慢性痢疾等，并且还可以清热生津，凉血止血，化痰止咳，利小便。

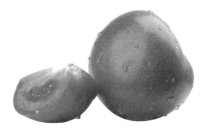

番茄

番茄性凉味酸，可以凉血平肝，疏通肝气。番茄中含有的大量蕃茄红素可以保护肝脏细胞，使其免受自由基的损害。熟吃蕃茄方可最大限度摄取其所含的番茄红素。

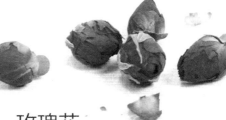

玫瑰花

玫瑰花可以行气解郁，和血止痛。对肝胃气痛、痢疾、月经不调、赤白带下、风痹、吐血咯血、乳腺炎等有不错的调理作用。

丝瓜蛋花汤 理气止痛，美白祛斑

材料 丝瓜200克，鸡蛋1个。

调料 盐、料酒各3克，香油、鸡精各少许，鸡汤100克。

做法

❶ 丝瓜刮去外皮，切成4厘米长的段，再改切成小条；鸡蛋磕入碗内，用筷子搅打均匀。

❷ 锅置火上，倒油烧至六成热，倒入丝瓜煸炒至变色，加鸡汤、盐、鸡精和适量水烧沸，淋入鸡蛋液，加料酒，待开后放香油即可。

功效

丝瓜可以清肝经之热，促进肝气循行，理气止痛，并能解毒祛斑；鸡蛋可以滋补强身；二者搭配，可以理气止痛，美白祛斑。

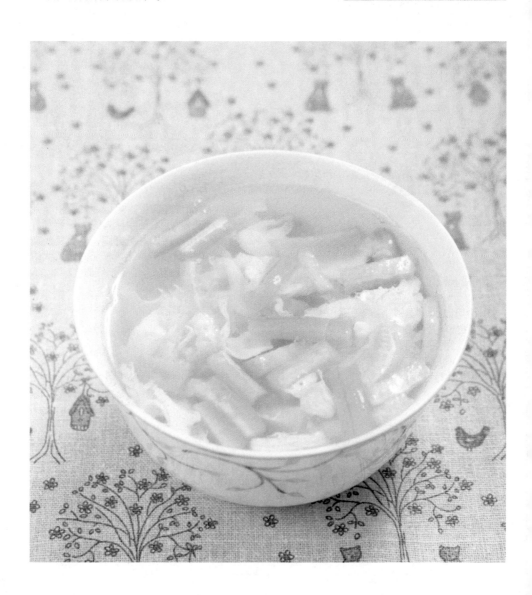

拌三丝 疏肝理气，祛脂降压

材料 胡萝卜、青萝卜、白萝卜各100克，陈醋、白醋各半勺。

调料 蒜瓣3粒，盐、白糖各少许。

做法

❶ 将蒜瓣切末。三种萝卜分别切丝，切完分别用清水加半勺盐浸泡1分钟；蒜瓣切末。

❷ 将泡好的萝卜丝都装盘，撒入蒜末，再加入一点白糖、半勺陈醋、两滴白醋，搅匀即成。

功效

青萝卜和白萝卜可以疏肝理气，消积；胡萝卜可以补中益气，保护肝细胞；陈醋与白醋均可促进肝循环，这些食材一起搭配可以疏肝理气，祛脂降压。

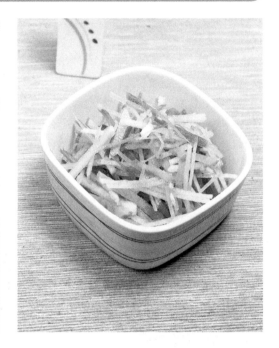

山楂红枣莲子粥 健胃散瘀、补血安神

材料 大米100克，山楂50克，红枣、莲子各30克。

做法

❶ 大米洗净，用水泡30分钟；红枣、莲子各洗净，红枣去核，莲子去心。

❷ 锅置火上，倒入适量清水大火烧开，加大米、红枣和莲子烧沸，待莲子煮熟烂后放山楂，熬煮成粥即可。

功效

山楂可以消食健胃，行气散瘀，红枣和莲子都有养心安神的作用，三者搭配食用，可使补血安神、除烦助眠的功效更明显。

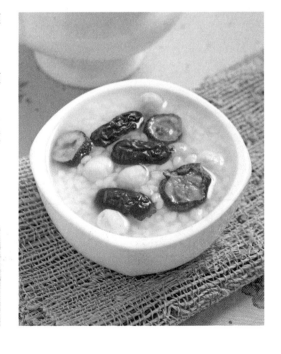

百合南瓜粥 滋养五脏

材料 南瓜 250克，糯米 100克，鲜百合 20克。

调料 冰糖适量。

做法

① 鲜百合洗净，剥成小瓣；南瓜洗净，去皮和子，切块；糯米淘洗干净，用搅拌机打成粉。

② 锅置火上，倒入适量清水用大火烧开，加糯米粉、南瓜块大火煮沸，再转小火熬煮至蓉状，加入鲜百合和冰糖，煮至冰糖全部溶化即可。

功效

南瓜可以补中气、养五脏，百合可以滋阴润肺、静心宁神，糯米可以健脾养胃，三者相配可以滋养五脏。

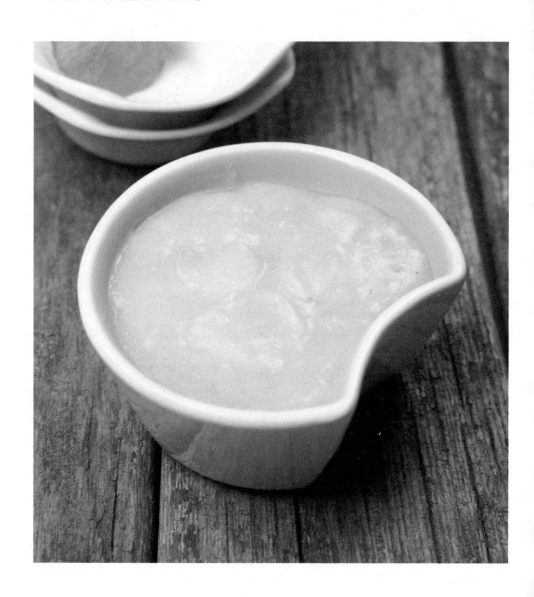

第 五 章

呵护好肝脏，
让身体逆龄生长

男人肝好，身体强壮

肝好的男人肾也好

肝主疏泄，肾脏功能的正常发挥有赖于肝脏疏泄功能的调节，所以肝好的男人肾才好。肝可以促进消化，让人体能够吸收后天摄入的养分，肾精自然也可以得到补充。肝功能失调，人就不能从食物中获得足够的养分。且肝肾同源，肝血可以滋养肾精，肝血不足，肾精就会缺少供给，长此以往就会影响肾的健康。

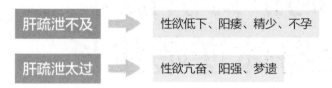

| 肝疏泄不及 | ➡ | 性欲低下、阳痿、精少、不孕 |
| 肝疏泄太过 | ➡ | 性欲亢奋、阳强、梦遗 |

肝好的男人更有魅力

男人肝脏好，可以顺利代谢人体中的毒素，预防人体受到毒素的伤害。

男人肝脏好，眼睛明亮，指甲、肌肤有光泽，人更有精神。

男人肝脏好，筋有所养，关节灵活。

男人肝脏好，情绪稳定，心情舒畅。

男人肝脏好，精室开合有度，性功能正常，会更自信。

男人肝脏好，决断更干脆，智谋更出众。

所以，肝好的男人更有男性魅力。

"压力山大"的男性易肝郁不舒

肝气恶抑郁，喜舒畅豁达。在生活中，许多男性往往承受更大的压力，巨大的心理压力让他们的精神容易压抑。长此下去，男性朋友就会出现肝郁不舒之证，消化不良、烦躁、易怒、焦虑、食欲缺乏等问题都会找上他们。

肝气不舒的男性平时要注意均衡饮食，适当服用酵母片。

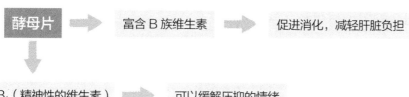

酵母片 ➡ 富含 B 族维生素 ➡ 促进消化，减轻肝脏负担

维生素 B_1（精神性的维生素）➡ 可以缓解压抑的情绪

喝酒的男性更要照顾好肝脏

　　酒在人体内的消化要依靠肝脏分泌的两种解酒酶，当两种解酒酶的数量不足时，酒会在人体内转化为乙醛，乙醛会伤害肝细胞，长期酗酒会导致肝细胞反复发生脂肪变性、坏死和再生，从而导致脂肪肝、肝纤维化、肝硬化的发生。所以饮酒的男性一定不能过量，而且在平时要照顾好肝脏，让它有能力分泌更多的解酒酶，预防饮酒带来的伤害。

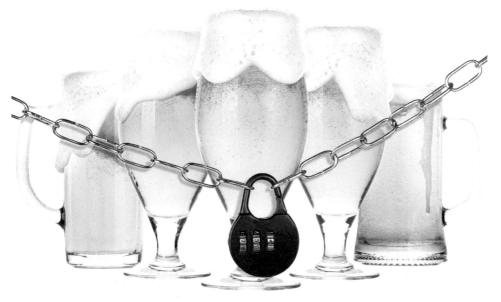

酒精对肝脏的伤害很大，男性一定不要过量饮酒

管好腰围，远离脂肪肝

　　90 厘米是男性腰围的一个分水岭，超过这个数值的男性都要警惕脂肪肝来袭。因为过粗的腰围预示着腹部的脂肪囤积过多，不仅会压迫肝门静脉，影响肝脏的血液循环，还会加重肝脏的消化负担，使脂肪肝轻易找上门来。

◗ 按摩曲泉穴，清火祛湿

曲泉穴为肝经合（水）穴，可以清肝火，祛湿热。按摩此穴可以改善消化、泌尿、神经、生殖系统的湿热症状，如腹胀、头晕、肾炎、高血压、阴道炎、前列腺炎等病症，还可以缓解膝盖痛。

精准取穴

膝关节弯曲，拇指放在膝内侧起皱处上部，在膝连接处下面即可找到曲泉穴。

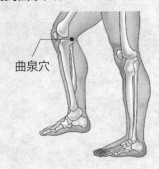

曲泉穴

清肝火按摩曲泉

按摩时，将一粒黄豆粘在医用胶布上，对准曲泉穴贴上。用手指按压黄豆，持续用力按压1分钟左右即可。

◗ 鸣天鼓，养肝明目，强肾聪耳

鸣天鼓是刺激耳部的一种养生方法。耳为肾之窍，经常鸣天鼓可以培元固本、强精补肾。因为肾水为肝木之母，可以间接滋补肝血，所以鸣天鼓不仅可以强肾，改善耳聋耳鸣之症，还可以养肝明目。

❶ 双手掌搓热，两手掌分别按于两耳，掌心对准耳道，手指并拢贴于两鬓。

❷ 两掌轻轻用力，对两耳做缓慢的重按，再缓缓地放开。反复操作数次。

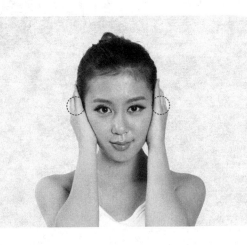

健肾强肝经常弹耳

刺激耳部可以强肾养肝，除了鸣天鼓的方法，还可以用弹耳的方法，也可以收到很好的养生效果。

用两手分别轻捏双耳的耳垂，再搓摩直到发红发热，然后揪住耳垂往下拉，再放手让耳垂弹回。每天2～3次，每次20下。

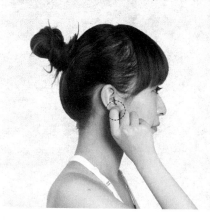

转动腰部

腰为肾之府，刺激腰部是最直接的养肾途径。肝肾同源，肾水养肝木，肾好肝自然好。

坐姿，两腿伸直，背部挺直。双手臂向前平伸，与肩平齐，十指交握。以腰为轴，上身和手臂向右转圆圈，保持自然呼吸，转4~5圈后，再向左转圆圈。

刮肝经，养肝减肥

肝经是调节肝功能的主要经络，在日常的生活中经常刮刮肝经可以滋肝阴养肝血、通络养筋，达到调理情绪，减轻体重，塑形美体的目的。刮肝经刮大腿部分即可，因为这里是肝经最易堵塞的地方。

精准定位

做一个劈叉的动作，然后在大腿根部分找到一根硬筋，顺着这条硬筋往下就能找到肝经。盘腿坐时肝经就在大腿向上的正面。

用掌根刮大腿部肝经

用手掌根从大腿根部刮到膝盖附近，把这条肝经的位置刮300下。刮的时候可以沾一点凡士林或护发乳，减少刮痧的阻力，以免造成皮肤损伤。

新鲜蔬菜、水果减负降脂

男性朋友要多吃新鲜蔬菜和水果，而改掉喜欢吃肉食的习惯，尤其是经常在外应酬的男性朋友，大量的肉食和酒精，会让肝不堪重负，使脂肪大量在体内囤积。

海产品养肾滋肝

鱼虾贝类等海产品大部分味咸入肾，可以提供大量的优质蛋白，能为身体直接所用，对肝脏、肾脏有很好的养护作用。

食物绿黑搭配，肝肾同补

绿色食物养肝，黑色食物养肾，将绿色与黑色食物搭配食用，就可以肝肾同养，且均衡了营养。例如黑芝麻和菠菜搭配可以养肾平肝，黑木耳和青豆搭配可以滋肝补肾，强筋壮骨。

为肝肾减负，少喝饮料多喝水

水能促进肝肾的代谢，将肝肾中的有毒物质和垃圾带出体外。饮料中往往含有大量的糖分和添加剂，过多饮用既容易引起肥胖，又会增加肝肾的代谢负担。

脂肪最亲近肝脏，少食为妙

脂肪是在肝内完成代谢的，一旦摄入过多，人体消耗不了，特别容易囤积在肝中，让人患上脂肪肝、高脂血症等病症。过多摄入肥肉和动物内脏最易诱发脂肪肝和高脂血症。

少吃高糖食物，以免引发肥胖

高糖食物摄入过多，会在肝的作用下转化为脂肪，不仅增加肝脏的代谢负担，还会引发肥胖，对健康不利。

🍃 最适合男性吃的补肝食材

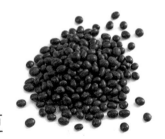

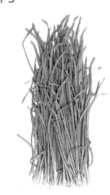

韭菜

韭菜有"起阳草"之称，它能调节男性的性功能，并能疏肝理气，改善便秘。但是阴虚火旺的男士不宜食用韭菜。

黑豆

黑豆可以滋肾阴，养肝血，并能补虚利水，乌发美颜。工作压力大，经常熬夜的男士特别适合多食用一点黑豆，以缓解压力并延缓衰老，阻止头发早白。

洋葱

洋葱中含有槲皮素和前列腺素A，槲皮素可抗癌，前列腺素A可以降低血液黏度和血压，槲皮素可以阻碍低密度脂蛋白被氧化，预防高脂血症和脂肪肝。

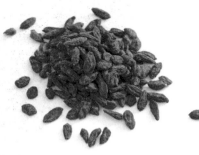

鸡肉

鸡肉有温中益气、养肝护肝、补虚填精的功效。鸡肉高蛋白、低脂肪，易消化吸收，可以强壮身体。

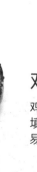

虾

虾入肝肾二经，虾肉中蛋白含量非常高且为优质蛋白，能起到修复肝细胞、促进肝细胞再生的作用。虾肉还可促进肝血滋生，强筋壮骨。

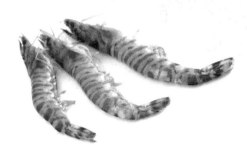

枸杞子

枸杞子肝肾同补，助阳。枸杞可以促进肝细胞的修复和再生，并可预防脂肪肝的发生。对男士来说，枸杞还可以改善性功能。

醋泡黑豆 养肝乌发，补肾强精

材料 黑豆100克，醋20克。

调料 蒜瓣10克。

做法

① 将黑豆清洗干净，沥干水分备用。

② 将黑豆放入平底锅内，以中火炒干黑豆的水分，转小火炒至黑豆表皮裂开，关火待冷却。

③ 取一无油无水的干净容器，放入冷却的黑豆，倒入刚开瓶的醋，在表面放入蒜瓣。

④ 将容器密封起来，放置于阴凉处或在冰箱冷藏保存7天后即可分次食用。

功效

黑豆可以补肾强肝，醋能滋阴养血，二者搭配可以达到养肝乌发、补肾强精的作用。

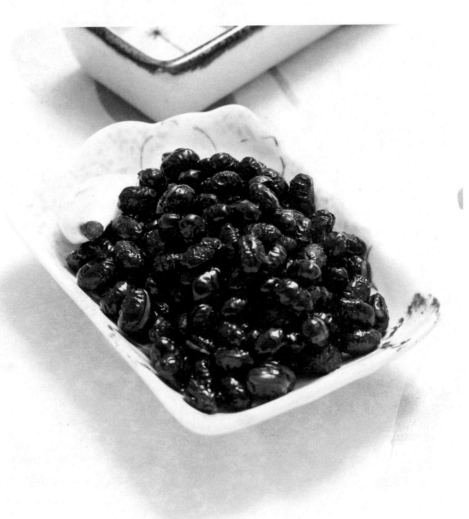

栗子杜仲鸡脚汤 补肝益肾，降脂降压

材料 杜仲20克，板栗250克，鸡脚200克。

调料 盐、味精、陈皮各适量。

做法

❶ 杜仲清洗干净；板栗去壳，取肉；陈皮冲洗一下；鸡脚洗净。

❷ 将杜仲、板栗、鸡脚、陈皮放入煲锅中，用小火煲 2 小时，加盐、味精调味即可。

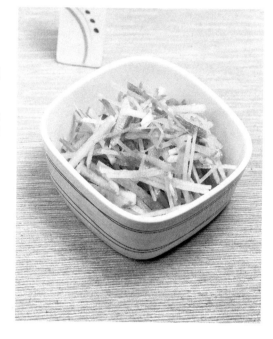

功效

杜仲能促进肝的代谢功能，分解胆固醇，软化血管；栗子可以补肾强肝；鸡脚可以补肝养筋；三者搭配可以补肝益肾，降脂降压。

韭菜烧猪血 养肝补血，排毒

材料 猪血100克，韭菜50克。

调料 葱花、花椒粉、盐、鸡精、植物油各适量。

做法

❶ 猪血洗净，切块；韭菜择洗干净，切寸段。

❷ 锅内倒油烧至七成热，撒入葱花、花椒粉炒出香味。

❸ 倒入猪血块翻炒均匀，加适量清水大火烧沸，转小火烧 8 分钟，放入韭菜段炒熟，用盐和鸡精调味即可。

功效

韭菜可以疏肝理气，助肝排毒；猪血可以养肝补血，排毒；二者搭配有养肝补血，排毒的作用。

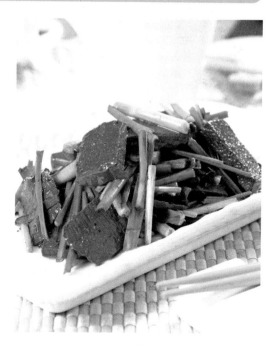

女人肝好，妇科病不找

女子以肝为先天

中医认为"女子以肝为先天"，这是因为：

❶ 女人经期要失血排毒。

❷ 孕期要耗血养胎。

❸ 生产要大量失血。

❹ 哺乳要以血化乳育儿。

女人的这些生理特点与血都有着密不可分的联系，而肝是主藏血和生新血的，所以女人养生就要以养肝为本，养肝以养肝血为主。

肝掌控着女性的激素分泌

肝主疏泄，与子宫、卵巢等器官的健康有非常密切的关系。肝好，可以让卵巢正常分泌雌激素，促进阴道、子宫、输卵管和卵巢本身的发育，促进女孩月经来潮。雌激素还能促使皮下脂肪富集，突出女性的曲线美，并能促进钙质在骨内沉积，增加骨的含钙量。

肝的疏泄失常，雌激素分泌不足，会让女性出现骨质疏松、潮热、腰酸背痛、情绪失控、心悸等问题。雌激素分泌过多会导致肥胖、性欲低下、皮肤变差、乳房下垂等。

肝好，人体免疫力就强

肝对女性的免疫力有着重要的影响。肝脏健康，机体解毒能力就强，产生的新血中所含的巨噬细胞活跃，可以吞噬进入人体的细菌和病毒。

肝脏可以调节情绪，预防因巨大的心理压力而引起的对人体免疫系统有抑制作用的激素分泌增多，从而减少人生病的概率。

月经不调可从肝调

月经不规律、经血少可能是肝的问题

女性月经周期规律，经期血流量正常，就说明肝血充足、肝功能正常。反之，则说明肝有问题。

正常女性的月经周期通常是 28 天左右，早 7 天或晚 7 天都属正常范围，行经天数一般在 3～7 天，月经周期的血流量为 30～50 毫升。

可是，生活中有许多女孩子都会出现月经提前或月经推迟的现象。中医认为，女性月经提前或血流量过多都与肝脏虚弱有关。如果女性肝气虚弱，无力调节血流量，血液就会偏离运行通道，导致月经过多。肝气郁结，肝脏调节血量的功能失常，血流不出来，就会导致月经延迟，或者月经量过少。

痛经可能是因为肝气不足、气血不通

造成女性痛经的原因主要有：当女性肝血不足的时候，子宫内的血液太少，因为得不到足够的津液滋养，就会"痛"，也就是中医讲的"不荣则痛"；而当肝气郁结、气血运行不通的时候，也会"痛"，这是所谓的"不通则痛"。

有月经不调的女性，要注意以下几点：

❶ 多参加一些全身性运动。比如跑步、游泳等，每周最好做 2 次，每次应在 30 分钟以上。

❷ 吃有减压功效的食物，包括香蕉、卷心菜、土豆、虾、西红柿、玉米等。

❸ 有很多月经不调的女性是因为情绪抑郁、精神受挫造成的。如果能保持良好的心态，将有助于增强疗效。

❹ 女性经期一定不要受寒，否则会导致盆腔内的血管收缩，引发卵巢功能紊乱，月经量就会偏少，甚至出现闭经。

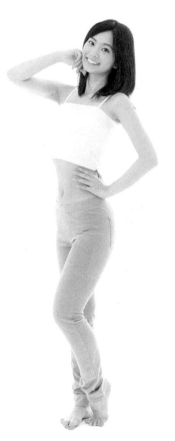

保持快乐的心情，肝的疏泄功能正常，则气机舒畅、升降有序、气血平和，有利于改善月经不调的现象。

养好肝，妇科炎症不再来扰

妇科炎症往往伴随瘙痒、红肿、疼痛等症状。中医学认为，出现妇科炎症的根源在于脏腑的衰弱。肝脏不好的人，更容易被妇科疾病缠上，并且总是反复发作，不易根治。很多有妇科炎症的人都有一个明显的感觉，当心情烦躁的时候炎症就会加重，其实这也说明了妇科疾病和肝脏的关系密切。

调理肝脏的具体方法是：注意休息，避免过重的工作压力；控制自己的情绪，乐观地对待生活中的人与事；多吃一些有清热利湿作用的食物，如莲子、大枣、山药等。

肝不好会引起产后缺乳

产后缺乳的原因

乳汁由血液化生，依靠气的运载，如果产后缺乳，多与气血衰弱或是肝气郁滞有关系。补足气血，舒发肝气就可以让宝宝吃上最有利于其身体发育的母乳。

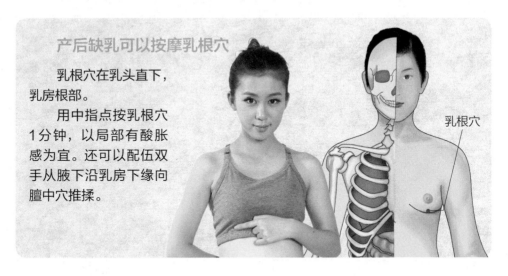

产后缺乳可以按摩乳根穴

乳根穴在乳头直下，乳房根部。

用中指点按乳根穴1分钟，以局部有酸胀感为宜。还可以配伍双手从腋下沿乳房下缘向膻中穴推揉。

乳根穴

黄芪猪肝汤让乳汁丰沛

产后缺乳还可用食疗法：猪肝500克洗净切片，加入黄芪40克、清水适量，同煮成汤，少加盐或不加盐食用。可以补肝益气通乳。

女性总是郁郁寡欢易患乳腺癌

乳房最怕肝气郁结

肝气郁结多由情志抑郁、气机阻滞所导致。肝气郁结则肝经循行、所经过的地方都易生病。尤其是女性，以肝为先天，肝气郁结对她们的伤害更严重。肝经从乳下开始，循行两肋，一旦肝气郁结，女性的乳房就遭殃了。轻微的会出现乳房胀痛、乳腺增生、乳腺结节等不适，严重的则会患上乳腺癌。

情绪更容易左右女人的健康

女人是感性的动物，很多身外事都容易引起她们很大的情绪波动。肝是调节情绪的脏腑，不良情绪快速排解依靠肝的正常疏泄功能。而长期心情不畅、郁郁寡欢，会导致肝气郁结、疏泄功能失常，所以经常郁郁寡欢的女性特别容易患乳腺疾病。

给情绪松绑，远离乳腺癌

女性要妥善安排自己的生活，不要总将不良情绪憋在心里，适当地将情绪表达出来，不要让抑郁的情绪影响肝脏的健康，远离乳腺癌的威胁。

难过时，不要吝惜眼泪，适当的哭一会心情会好一些，或者找一些幽默故事看一会。生气时，不要压抑自己，找个没人的地方大喊两声，或者出去跑两圈，都会让怒气消减下去。当感到悲观失望时，找几本励志的书看看，让自己重新竖立起信心。工作压力大时，可以练练瑜伽、听听轻音乐，将心中的压力释放出来。

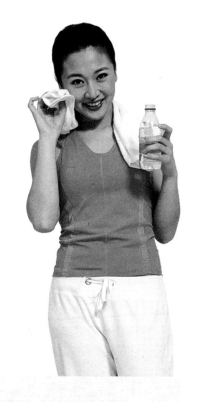

女性多喝四物汤，补肝，调治多种妇科病
将熟地12克、当归10克、白芍12克、川芎8克，用水煎2次，取汁服用，可以起到补肝，调治多种妇科病的作用。

阳陵泉穴、肝俞穴拔罐，可舒畅气机

人体气机不畅会出现各种健康问题，如消化不良、头痛眩晕、耳鸣耳聋、腰膝酸软、胸胁痛、肝病、视力模糊、皮肤粗糙、失眠等。

阳陵泉穴为胆经上的合穴，是阳气最充足的一个穴位。刺激这个穴位可以舒肝利胆，调畅气机。肝俞穴是足太阳膀胱经上的穴位，阳气也很足。刺激这个穴位，可以疏肝利胆，理气明目。同时刺激这两个穴位可以调畅人体的气机，改善上述的种种不适症状。

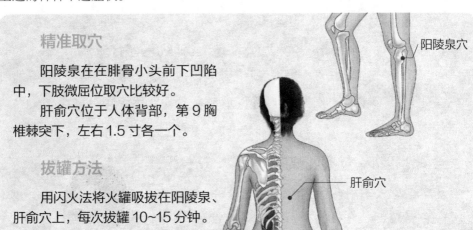

精准取穴

阳陵泉在在腓骨小头前下凹陷中，下肢微屈位取穴比较好。

肝俞穴位于人体背部，第9胸椎棘突下，左右1.5寸各一个。

拔罐方法

用闪火法将火罐吸拔在阳陵泉、肝俞穴上，每次拔罐10~15分钟。

阳陵泉穴

肝俞穴

按摩神门穴、太冲穴和涌泉穴，可通气血

女人气血不通，就会痛经。"胞宫络于心"，神门穴乃心经原穴，按摩它，就打通了子宫与心之间的通路。太冲为肝经要穴，可以畅通冲任二脉，让心气畅行。涌泉穴是肾经经气的源头，可以滋养子宫，交通心肾。所以按摩这3个穴就可以解决痛经问题。

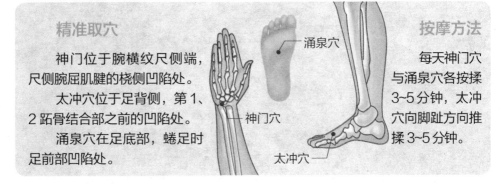

精准取穴

神门位于腕横纹尺侧端，尺侧腕屈肌腱的桡侧凹陷处。

太冲穴位于足背侧，第1、2跖骨结合部之前的凹陷处。

涌泉穴在足底部，蜷足时足前部凹陷处。

涌泉穴

神门穴

太冲穴

按摩方法

每天神门穴与涌泉穴各按揉3~5分钟，太冲穴向脚趾方向推揉3~5分钟。

● 分腿深蹲的动作要领

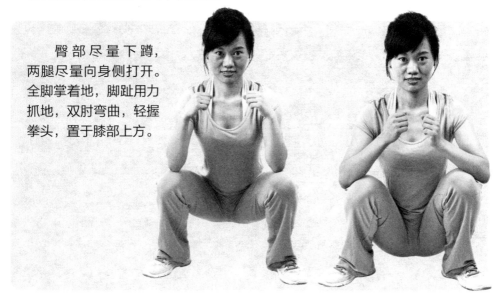

臀部尽量下蹲，两腿尽量向身侧打开。全脚掌着地，脚趾用力抓地，双肘弯曲，轻握拳头，置于膝部上方。

腰膝痛者可以简化蹲姿

腰痛和膝关节痛的人，下蹲时如果疼痛加重。能够蹲下就可，不必强求两腿尽量打开，也不用将臀部下沉得太低，必要时可借助椅子来练习下蹲。

压腿式深蹲

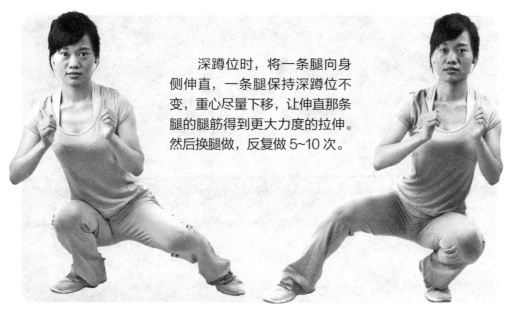

深蹲位时，将一条腿向身侧伸直，一条腿保持深蹲位不变，重心尽量下移，让伸直那条腿的腿筋得到更大力度的拉伸。然后换腿做，反复做 5~10 次。

多吃绿色的蔬菜，补肝养血，润肌肤

绿色蔬菜可以促进肝循环，有助肝脏的代谢功能，而且还能提供多种养血的营养素，如铁、胡萝卜素等。绿色蔬菜富含维生素 C，可以促进胶原蛋白的生成，养肤润肤，特别适合爱美的女性食用。

经常吃点葡萄、柠檬等酸味水果，可养肝促代谢

葡萄、柠檬等酸味水果可以改善食欲，并可以促进肝脏分泌胆汁，使进入体内的脂肪及时得到代谢，不会囤积在人体，不仅可以预防脂肪肝、高脂血症等，还能让女性朋友有一个令人羡慕的好身材。但是酸味水果不宜过多食用，尤其是在春季，否则不仅不养肝，还会抑制肝气的升发。

每天喝点酸奶，促进肝、肠排毒

酸奶中含有丰富的助消化物质和钙质，特别适合女性食用，尤其是中老年女性。因为女性中年以后，身体分泌的雌激素会减少，对钙的利用能力降低，需要增加钙的摄入量以保证身体的健康；另外，酸奶还可以改善女性的消化功能，不让毒素在肝、肠停留，让她们的皮肤洁净无斑。

适当多吃动物血、动物肝以补血

女人以肝为先天，肝以血为本，以气为用。所以女人平时要注意补血，而动物血和动物肝的养血补肝作用就很好。女人日常养血可以每周吃 2 次肝脏或动物血，让自己永远肝血充足，既年轻又漂亮。

花养女人，疏肝养颜喝点花草茶

花草茶是养肝很方便、很有效的一个途径，对于女来说玫瑰花、勿忘我等花草茶是非常不错的选择。

玫瑰花可以疏肝养血、美肤调经，每个女人都不应该错过它。勿忘我可以滋阴补肾、养颜美容、补血养血，是女人延缓衰老的不二选择。

● 最适合女性吃的补肝食材

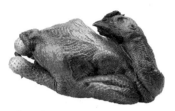

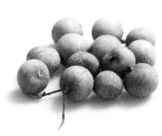

桂圆

桂圆可以益气养血，安神，是很受人推崇的滋补之品。食之不仅可以补足肝血，而且因富含铁、胡萝卜素等补血营养素，还能改善因心肝火旺引起的失眠。

乌鸡

乌鸡可以补肝益肾，益气养血，特别适合气血亏虚的女性食用。女人产后，气虚带下、贫血等均可食用乌鸡来补养。

莲藕

莲藕煮熟食用可以补养五脏，益血生肌，还能健脾开胃。女人经常食用莲藕可以催生肝血，促进人体的各项生理机能，有助于肌肤红润白皙。

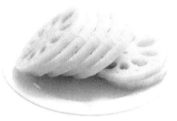

红枣

红枣可以补中益气，还能养血，特别适合脾胃虚弱的女性食用。红枣尤其是鲜枣中含有大量的维生素 C，可以美白肌肤。红枣中富含的芦丁可以强化毛细血管，抗炎、抗病毒、抗肌肤老化。

山楂

山楂可以疏肝理气，对于特别容易受情绪左右的女性朋友有非常好的食疗效果。而且山楂富含维生素 C，可以美白肌肤，助肝解毒。

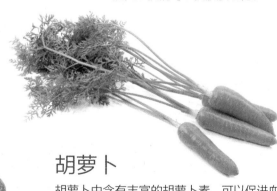

胡萝卜

胡萝卜中含有丰富的胡萝卜素，可以促进血红素的生成，是补血的佳品。它还有健脾益气的作用，可以改善消化不良，非常适合女性食用。

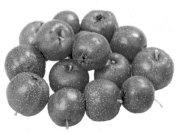

当归乌鸡汤 养血调经，强筋健骨

材料 当归10克，乌鸡半只。

调料 盐适量。

做法

① 乌鸡处理干净，切块，用沸水汆烫，除去血水，捞出备用。

② 将鸡块、当归放入炖锅中，加水没过食材，大火煮沸后改用小火炖至熟烂，加盐调味即可。

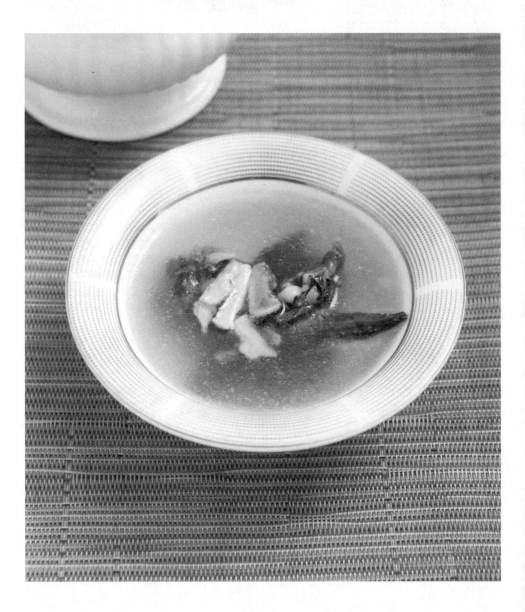

山楂藕片  健脾养血

材料 莲藕200克，山楂100克。

调料 冰糖10克。

做法

1. 山楂洗净，去蒂，剖开去子。

2. 将山楂放在砂锅或不锈钢锅中，加入冰糖和适量水，大火烧开后调成中小火慢炖30分钟，待汤汁浓稠关火。

3. 莲藕洗净，去皮，切成薄片入沸水锅中焯烫2分钟至断生。

4. 将焯好的藕片捞出，沥干，凉凉，加入熬好的山楂糖浆拌匀即可。

功效

山楂可以滋肝健脾、活血化瘀，还可以舒理肝气；莲藕可以补血健脾；二者搭配可以健脾养血，清热凉血。

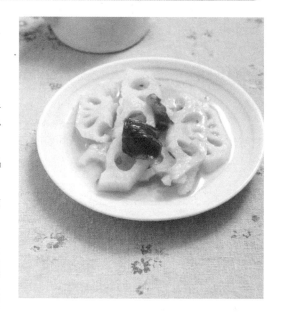

熘肝尖 养肝排毒、降脂

材料 净猪肝片200克，黄瓜片100克，水发木耳30克。

调料 料酒15克，葱段、酱油、淀粉各10克，姜丝、盐各5克，白糖少许。

做法

1. 猪肝片加淀粉、料酒拌匀，入油锅滑散盛出；酱油、盐、白糖、淀粉调成芡汁。

2. 锅内倒油烧热，炒香葱段、姜丝，炒熟木耳、黄瓜片，加猪肝片，调入芡汁，搅匀即可。

功效

猪肝可以补肝养血，黄瓜清脂解毒，木耳养血排毒、降脂，三者搭配可以养肝排毒、降脂。

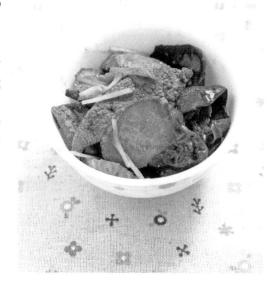

老人肝好活百岁

🫀 人老肝亦老，老年人更要养护肝脏

随着年龄的增长，肝内血流量也会越来越少。有学者做过统计，肝中血流量平均每年要下降 0.3~1.5 个百分点。60 岁时，肝内血流量只达到 20 岁时的 50%~60%。肝以血为本，血液是肝脏健康、功能正常的物质保证。肝血减少，肝的功能也会降低，肝脏变老，也更易受到伤害了。

🫀 老年人要为肝脏减压

肝脏变老，工作能力降低，老年人的肝脏代谢和解毒能力只及年轻人的 60%。所以老年人要为肝脏减压，以保证其不受伤害，减慢变老的速度。要在饮食、生活习惯、运动等多方面、全方位注意对肝的养护。

🫀 保养肝脏，远离心血管疾病的困扰

肝脏主管脂肪代谢，老年人如果护肝不利，多余的脂肪不能顺利代谢出体外，就会在人体"流窜作案"。它停在血液中，人就会患高脂血症；停在肝脏中就会导致脂肪肝；停在血管上，就会引发动脉粥样硬化等一系列心血管疾病，让老年人的健康受到非常大的损害。

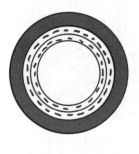 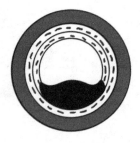 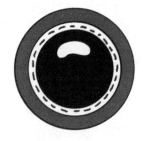

正常血管畅通无阻　　血管开始有胆固醇沉积，管腔变窄，血流减少　　血管中积累更多胆固醇，导致血脉腔严重狭窄

用药更需谨慎，防止药物性肝炎

老年人肝血流量不足，肝细胞出现不同程度的老化，代谢、排毒等功能都变弱。尤其是那些患有不同程度慢性病的老年人，肝脏的衰老更为严重。肝脏是药物的主要代谢（解毒）场所，肝功能减弱，乱用药物很可能引起肝损害。有研究发现，氨基转移酶升高的成人当中，有 10%~50% 是由药物引起。所以老年人一定要谨慎用药，以免引发药物性肝炎。

重体检，每年做 1~2 次肝脏健康检查

老年人一定要重视体检结果，如有项目超过正常值一定要认真对待。例如谷丙转氨酶水平升高代表的是肝细胞有损害，与多种肝病有关联，如病毒性肝炎、中毒性肝炎、肝硬化、肝癌、胆囊炎等。所以不要轻视，尤其是女性更不应忽视，很可能是自身免疫性肝炎的前兆。老年人每年最好能做 1~2 次肝功能检查，发现问题，及时处理。否则，一旦拖延，很可能造成不可挽回的后果。

每天泡泡脚，养肝抗衰老

用热水泡脚，可以舒筋活血，促进肝脏健康，有延缓衰老的作用。泡脚用的水，温度以 39~42℃为宜，不宜过高，以免破坏足部皮肤的皮脂膜，使脚部皮肤更加干燥；而且还可避免足部血管过度扩张引发的心脑供血不足，出现头晕甚至昏厥的症状。

每晚 7~9 点是肾气最足的时候，此时泡脚可以催动肾气更好地滋养全身，是最佳的泡脚时间。

心情舒畅，不生闷气

老年人在生活中要善于寻找自己的乐趣，保持心情舒畅。不要总是看不惯年轻人的行事作风，也不要总以自己的观念去要求年轻人。一代人有一代的特点，过好自己的生活，保养好自己的身体最重要。

膻中穴，胸闷气短一按消

膻中穴是任脉、脾经、肾经、心经、三焦经的交会穴，又是宗气聚会之处，是人体保健的要穴之一。有排解心中郁气、活血通络、清肺止喘、改善心情的作用。

《黄帝内经》说"膻中者，为气之海"，对人体的气之运行有很好的调节作用。当人心情不好，或是胸闷气短时可以通过刺激这个穴位，将气理顺。又因膻中穴为"臣使之官，喜乐出焉"，刺激它还可以让人快乐起来，使心口痛、发闷，心情憋闷这些症状全部都得到改善。刺激这个穴位还可以起到宣肺气、降胃气的作用，让肺气不宣引起的鼻塞流涕、咳嗽，胃气上逆引起的呕吐、恶心得到改善。

精准取穴

膻中穴位于人体胸部的正中线上，在两乳头之间连线的中点。

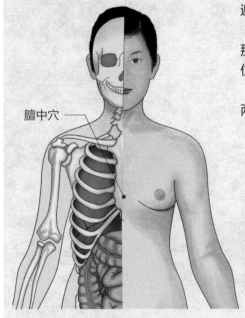

膻中穴

在此穴处进行温和灸，每次灸3~5分钟。对心阳不足引起的心悸，寒气入肺引起的咳嗽或产后缺乳均有很好的改善作用。

按摩方法

❶ 四指并拢（除拇指外），在膻中穴上顺时针方向按摩，力度以稍有疼痛感为宜。每次按摩15秒即可，8次为1遍，一般每天按摩3~5遍。

❷ 如果胸闷气短的症状比较严重，那就手握空拳，击打这个穴位所在的部位，以气顺畅为度。

❸ 两只手掌面自膻中穴沿胸肋向两侧推摩至侧腰部，20次左右。

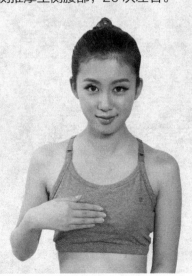

常甩手、常压腿、常扩胸，气血便活跃

甩手

甩动手臂有助于打通肺经、心经、小肠经、三焦经、大肠经，使气血可以在这些经络中畅通无阻，将5个主管器官的功能调动起来，促进人体的健康。

压腿

压腿更有助于打通肝经、肾经、脾经、膀胱经、胆经，使气血可以在这些经络中畅通无阻，也将肝、脏、脾、膀胱、胆中的气血活跃起来。

两腿分开与肩同宽，双目平视前方，双脚脚趾用力抓地，提肛，两臂向前平伸，然后用力向后摆动。接下来让手臂按惯性自然摆动即可，每次练习5~10分钟。

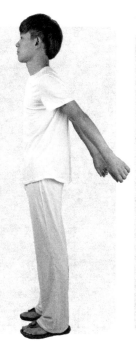

站姿，背部挺直，右腿向前迈一大步，屈膝，左腿膝盖伸直，脚尖向前，两脚全脚掌着地，双手掌交叉放在大腿上，髋部向下压，腰部绷紧，重心在两腿之间。

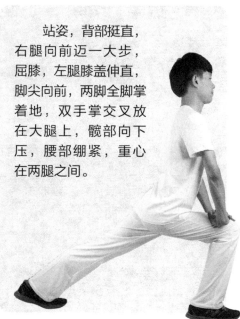

扩胸

护胸运动可以将胸部的肌肉活动起来。人体的胸部是最不易受到锻炼的部位之一，扩胸运动可以调动胸部的气血运行，对于经过此处的经脉也有一定的畅通作用。

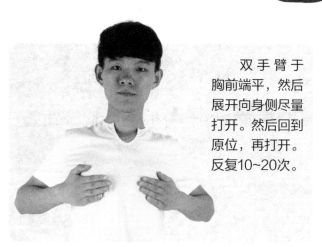

双手臂于胸前端平，然后展开向身侧尽量打开。然后回到原位，再打开。反复10~20次。

一口肉、三口菜，荤素搭配活百岁

人体只要进食少量的荤菜就可以满足机体所需，如果进食太多肉类，会加重肝脏负担，导致高脂血症、高血压、糖尿病、脂肪肝等疾病发生。老年人年老体弱，肝的消化功能减弱，更不能进食过多荤菜，而应该是一口肉、三口菜，这种荤素搭配方式，既可以满足老年人的身体需要，又不增加肝脏的负担，让老年人健康活到一百岁。

多吃蔬菜，养肝、防便秘

老年人肾气衰退，体内津液易不足，所以特别容易出现肠燥便秘的情况。便秘会使肠道内的毒素经过肝门静脉被肝再次吸收，损害肝脏。所以老年人应多吃富含水分和膳食纤维的蔬菜，以预防便秘，促进肝的健康。

老年人味觉减退，更要注意低盐饮食

老年人味觉不敏感，喜欢吃咸一点的食物。但是，过咸的食物会导致血液黏稠，增加肝脏净化血液的压力，还会增加肾脏的负担，所以老年人一定要注意低盐饮食。

多喝水、少饮酒，防止酒精性脂肪肝

水可以促进人体的新陈代谢，减轻肝脏的负担。酒精则会加重肝脏的负担，尤其是老年人肝功能减弱，分泌的解酒酶有限，过多饮酒会诱发酒精性脂肪肝。所以，老年人宜多喝水、少饮酒。

晚餐要清淡，以免增加夜间消化负担

夜晚人体的血液循环变慢，吃得太油腻会加重消化系统的负担，尤其是身体弱的老年人更要将晚餐安排得清淡一些。

最适合老年人的养肝食材

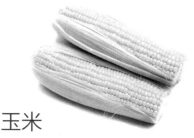

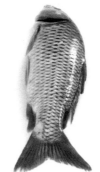

鱼

鱼肉中含有丰富的优质蛋白、大量的不饱和脂肪酸，可以促进肝细胞的修复，还能助肝脏代谢脂肪和胆固醇，软化血管，预防动脉硬化。

玉米

玉米含有大量的膳食纤维，有助于缓解老年人便秘。玉米中还含有维生素 E，可以保护肝，并能促进血管的健康。玉米中含有的谷胱甘肽有抗衰老的作用。

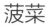

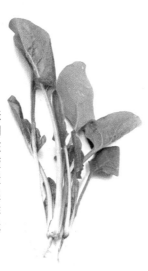

菠菜

菠菜可以滋阴补血、祛肝火。其含有大量的胡萝卜素，可以保护肝脏免受自由基的攻击。菠菜水分和膳食纤维含量高，可以润滑肠道，促进人体内的有害物质排出体外，减轻肝脏的代谢负担。

黑豆

黑豆可以滋阴健脾，补充肝血。黑豆中含有大量的花青素，可以帮助老年人预防心脑血管疾病。黑豆中丰富的雌激素可以改善骨质疏松。黑豆中含有大量的铁质，有利于预防贫血。

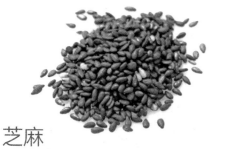

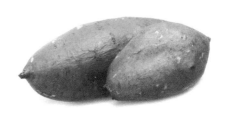

芝麻

芝麻中含有大量的维生素 E 和不饱和脂肪酸，可以促进脂肪代谢，软化血管。芝麻中钙含量也很丰富，有利于防止骨质疏松。

红薯

红薯中含有丰富的胡萝卜素，可以促进肝细胞的正常化，丰富的膳食纤维可以降脂排毒，净化血液，降低发生动脉硬化的风险；白心红薯中的黏液蛋白可以防止肝及肾等器官和结缔组织的萎缩。

荷香小米蒸红薯 滋阴清热、降脂排毒

材料 小米80克，红薯250克，荷叶1张。

做法

1. 红薯去皮，洗净，切条；小米洗净，浸泡0.5小时；荷叶洗净，铺在蒸屉上。

2. 将红薯条在小米中滚一下，沾满小米，排入蒸笼中。

3. 蒸笼上汽后，蒸0.5小时即可。

功效

小米可以滋阴清热，健脾胃，减轻肝的消化负担；荷叶可以助肝降脂排毒，并且能清热；红薯富含膳食纤维，可以助肝代谢脂肪，其所含丰富的胡萝卜素可以预防肝细胞癌变。三者搭配可以起到滋阴清热、降脂排毒的作用。

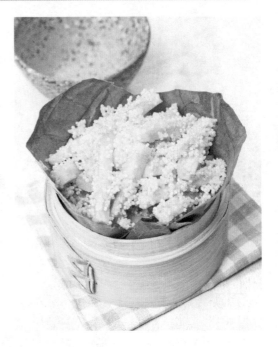

玉米萝卜排骨汤 滋阴养肝，排毒降脂

材料 玉米1根，胡萝卜100克，排骨150克。

调料 姜片10克，盐5克。

做法

1. 玉米洗净，切段；胡萝卜洗净，切斜块；排骨洗净，斩成小块，入沸水锅中氽烫后捞出。

2. 锅内倒入适量清水，加排骨、姜片，大火煮开，转小火煮1小时，加胡萝卜、玉米段，继续用小火煮20分钟，加盐调味即可。

功效

玉米富含膳食纤维，可避免脂肪堆积；胡萝卜可清肝明目；排骨可滋阴补肝血，壮筋骨；三者搭配可滋阴养肝、排毒降脂。

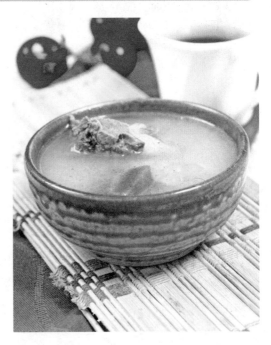

第 六 章

养肝也要顺应四季，天人合一

春季养肝正当时

🌱 春主木，肝经当令

中医认为，春天在五行中属木，而肝在五脏中也属木，春天是一个比较向上、蓬勃的季节，肝也是一样喜条达恶抑郁，所以春与肝相通。

也就是说，春季是肝最活跃的时候，是养肝的黄金季节。

如果肝养不好，"肝木克脾土"，脾胃也会受到影响。而脾为后天之本，脾胃失于调养又会反过来影响全身其他脏腑的健康。因此，春季既要养肝，也要健脾。

🌱 树木发芽的季节，别让火气也发芽

春天是生发的季节，冰雪融化，万物复苏。伴随着万物的生长，人体的新陈代谢也逐渐旺盛，一不小心，肝火也会跟着"旺"起来。加上天气转暖，自然界的各种病毒、细菌慢慢滋生，负责代谢和解毒功能的肝脏一旦负担加重，就会"急火攻心"，尤其是那些爱吃辣、压力大、脾气急的人，很容易肝火过旺。

保持清淡的饮食、充足的睡眠、适当的运动、平和的心态，能够有效防止肝火过旺。

🌱 容易犯春困的人更要养气血

有的人在春天会明显倦怠、犯困，原本就有肝病或者肝血不足的人症状更明显。

有春困症状的人养肝血势在必行。首先晚上不要熬夜，早上不宜睡懒觉，因为睡懒觉反而会引起人的惰性，越睡越困，越睡越懒。最好的办法是，早睡早起。保证良好的休息睡眠，人在卧床休息时能使流经肝脏的血流增加，有利于增强肝细胞的功能。肝血充足，人就精力充沛，自然就不困了。

> **● 经常开窗换气可提神醒脑**
> 居室内要定时开窗换气，开窗的时候人可以先到另外的房间，或者多穿些衣服避免着凉。千万不要因为早晚尚有寒意就紧闭门窗，沉闷的空气不仅会加重春困，还容易滋生细菌，引发疾病。

此外，要积极参加锻炼，可有效改善血液循环，同时增加营养，多吃含 B 族维生素丰富的食物，比如全麦食品、豆类、瘦肉等。

晒晒头顶补阳气

春天多晒太阳能够提高身体免疫力，还能温煦体内的阳气。中医认为"头为诸阳之首"，是所有阳气汇聚的地方，五脏精华之血、六腑清阳之气，都汇聚在头部，因此春季天气好时，到室外散步，摘掉帽子，让阳光洒满头顶，可以通畅百脉、调补阳气。

晒太阳要避开紫外线强的时段。在春天，上午 10 点到 11 点晒太阳最好，因为这一时段阳光中的紫外线偏低，能使人感到温暖柔和，起到活血化瘀的作用，老年人尤其应该在这段时间多晒晒太阳。

穿衣下厚上薄更有助于阳气发散

春季气候多变，时寒时暖，人体皮表疏松，对外界抵抗能力减弱，所以春季不要一下子脱掉厚衣服，尤其是老年人和体质较弱者要根据天气变化灵活增减衣物。

春季是生发的季节，促进阳气生发要注意穿衣别过紧，要宽缓一些，同时注意"下厚上薄"，下装厚一些可利于春阳之气升发，上身薄一些可防止阳气升发太过。

千古名方逍遥丸，有效对抗肝郁

逍遥丸是千古名方，可疏肝健脾、养血调经，尤其适合肝气不疏、胸胁胀满、头晕目眩、食欲缺乏、月经不调、乳腺增生的人服用。

逍遥丸的主要成分是柴胡、当归、白芍、白术、茯苓、薄荷等。其中，柴胡是疏理肝气的，薄荷是发散郁气的，白芍敛阴柔肝，又配了茯苓和白术来补脾，防止了肝木过剩害脾，又加入当归一起来补肝体而助肝阴，血和则肝和，血充则肝柔，阻止了血虚的情况。

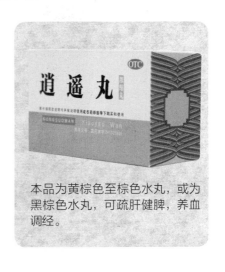

本品为黄棕色至棕色水丸，或为黑棕色水丸，可疏肝健脾，养血调经。

◗ 常按头皮，阳气向上运行

人体的阳气是不断地向上、向外发散的，头部是阳气汇集之处，人体十二经中的 6 条阳经均聚集在头面部，经常按摩，能消除大脑困倦，还促使人体的阳气生发。方法是：用左手或右手的五指伸开，用手指在头皮上轻轻按摩，先前后方向按摩，再左右方向按摩，最后转圈按摩，一般 5~10 分钟即可，每天早晚各按摩 1 次。

女性扎头发的时候也不宜扎的过紧，以使头皮放松，生发阳气。

◗ 常按百会穴、天柱穴提神醒脑

百会穴位于头顶正中央，经常按摩可调理血压、宁神清脑。

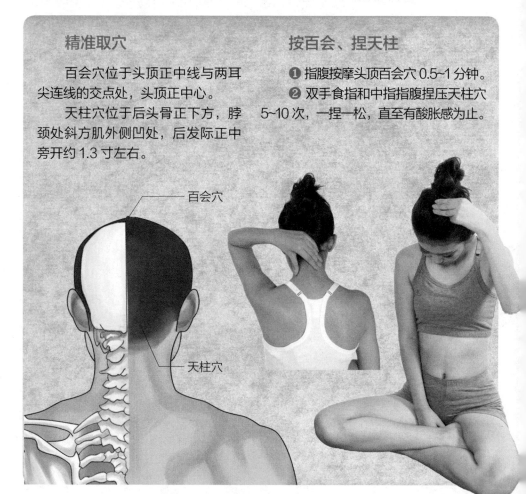

精准取穴

百会穴位于头顶正中线与两耳尖连线的交点处，头顶正中心。

天柱穴位于后头骨正下方，脖颈处斜方肌外侧凹处，后发际正中旁开约 1.3 寸左右。

按百会、捏天柱

❶ 指腹按摩头顶百会穴 0.5~1 分钟。
❷ 双手食指和中指指腹捏压天柱穴 5~10 次，一捏一松，直至有酸胀感为止。

百会穴

天柱穴

按太冲穴和足三里穴，"肝"不着急

太冲穴对脾气大、爱抑郁的人有很好的舒缓作用，配合着按摩足三里穴，在疏肝理气的同时还对便秘、腹泻等疾病有很好的改善作用，因为足三里穴是胃经的要穴，刺激足三里穴能够调节脾胃。

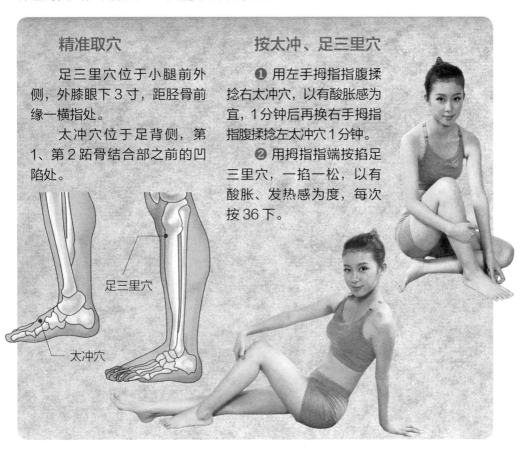

精准取穴

足三里穴位于小腿前外侧，外膝眼下3寸，距胫骨前缘一横指处。

太冲穴位于足背侧，第1、第2跖骨结合部之前的凹陷处。

足三里穴

太冲穴

按太冲、足三里穴

❶ 用左手拇指指腹揉捻右太冲穴，以有酸胀感为宜，1分钟后再换右手拇指指腹揉捻左太冲穴1分钟。

❷ 用拇指指端按掐足三里穴，一掐一松，以有酸胀、发热感为度，每次按36下。

多到大自然中做做"轻"运动

春天春暖花开，处处生机盎然，不要躲在室内，多到大自然中呼吸新鲜空气，多到户外活动，让身体沐浴在春光之中，能增强心肺功能、促进血液循环，还能刺激人体的造血功能。

春季的特点是乍暖还寒，受气温和人体自身因素的影响，浑身的肌肉和韧带还比较僵硬，需要一个调整的过程才能适应较大的运动量。因此，初春运动应注意适度，并以和缓的慢运动为主，比如散步、春游、慢跑、爬山、放风筝等。

春天，肝脏喜欢多点甘少点酸

春天，肝气易过旺，从而影响脾胃功能，饮食上应增加甘味食物、减少酸味食物，因为甘味入脾，可以补益脾胃之气，而酸味入肝，会使本来就偏旺的肝气更旺，对脾胃造成伤害。

中医所说的甘味食物，主要有红枣、山药、大米、小米、糯米、高粱米、扁豆、黄豆、甘蓝、菠菜、胡萝卜、芋头、红薯、南瓜、黑木耳、香菇、桂圆、栗子等。

避免眼睛干涩，多喝菊花茶、枸杞茶

肝脏休息不好，眼睛就会干涩、无神，因此注重眼睛的保养其实就是在养肝。平常可用枸杞、菊花泡水喝，枸杞能滋补肝肾、益精明目；菊花可以清肝火、明目，二者可以分别单独泡水喝，也可以一起泡水喝。

每天空腹喝杯蜂蜜水，补充体液又润肠

蜂蜜具有滋阴润燥、润肺止咳、通便排毒、美白养颜的功效，每天早晨空腹喝1杯蜂蜜水，既可以补水，还可排除毒素。因为蜂蜜可治肺燥干咳、肺虚久咳、咽干口燥等症，呼吸系统易出状况的人也不妨多喝点蜂蜜水。

不想皮肤干痒要比平时喝水更多

春季多风、干燥，人体极易缺水而引起肌肤干痒，此时更要多喝水以滋养肌肤，还能促进胰液、胆汁等消化液的分泌，以利消化、吸收和排出废物，减少毒素对肝的损害。

肥腻、辛辣食物无异于火上浇油

肥腻食物含有大量的动物脂肪，会增加肝脏负担。辣味食物会造成体内燥热，而春季本来是个温暖的季节，多食辛辣食物会造成人体内火旺盛，导致便秘、口腔溃疡等。春季要多吃新鲜的蔬果，如西蓝花、番茄、菠菜、黄瓜、苹果、梨、草莓等。

最适合春季吃的食材

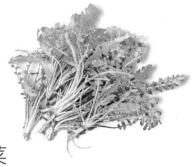

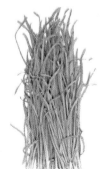

韭菜

"早春韭菜一束金"，春季多吃韭菜能补虚益阳，强肾固精，还能消毒杀菌，提振食欲。

荠菜

荠菜是春天最有代表性的菜，《本草纲目》中记载荠菜能"利肝和中，明目益胃"。

山药

山药可健脾益气，防止春天肝气过旺而伤脾，还能补肾益精、滋阴润肺，增强人体抵抗力。

香椿

香椿性寒味苦，具有清热解毒、健胃理气、舒肝明目等食疗功效，春季经常食用可生发阳气，增强人体免疫力。香椿唯一的不足是含有较多的亚硝酸盐，因此食用时最好先用沸水焯一下，再洗净，可以有效去除亚硝酸盐。

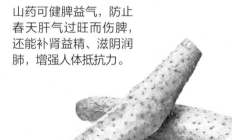

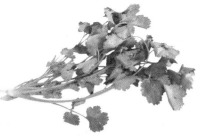

葱

春季是阳气散发、阴气内敛的季节，此季节吃葱有助于人体阳气的生发，去旧布新、祛邪扶正。同时，葱还能发汗解毒，可用于伤风感冒、身热无汗、疮痈肿痛等的治疗。

香菜

香菜温中健脾，顺应春季阳气生发的特点，适合多吃一些带有热性、可以发汗散寒的香菜，既好吃又养生。

猪肝胡萝卜粥 补中益气、养肝明目

材料 大米100克，猪肝50克，胡萝卜30克，香油适量。

做法

❶ 大米淘洗干净；猪肝去净筋膜，洗净；胡萝卜洗干净，切块；猪肝和胡萝卜分别煮熟，取出，捣成泥。

❷ 锅置火上，放入大米和适量清水，煮至米粒熟软，加入猪肝泥和胡萝卜泥拌匀，淋上适量香油即可。

功效

大米性平，春季食用可补中益气，胡萝卜中的β-胡萝卜素能有效预防花粉过敏症、过敏性皮炎等，还能在体内转化成维生素A，养肝明目。

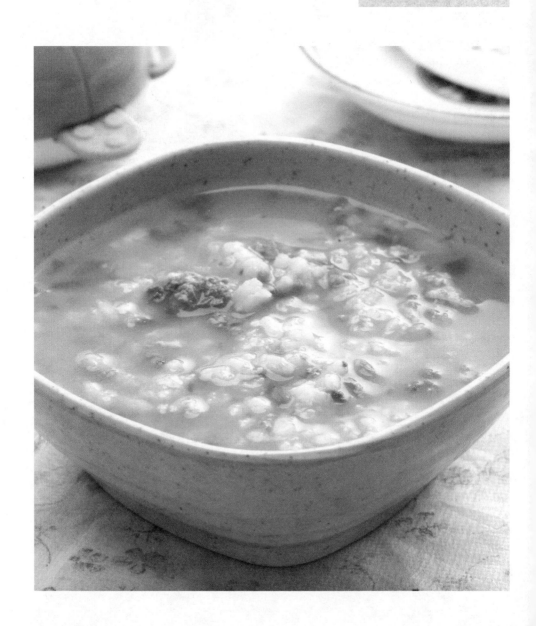

荠菜炒鸡片 清热解毒、改善春困

材料 荠菜150克，鸡胸肉100克。

调料 葱花、姜末各5克，盐适量。

做法

❶ 新鲜荠菜洗净去杂，切成段，放入盘中。

❷ 锅置火上，倒入植物油，待油温烧至七成热，炒香葱花和姜末，放入鸡肉片煸熟，倒入荠菜炒熟，用盐调味即可。

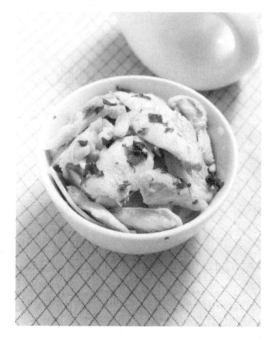

功效

荠菜春季食用正当令，可以清热解毒，避免肝火过旺，鸡肉可缓解疲劳和春困症状。

核桃仁炒韭菜 滋阴养肝，排毒降脂

材料 韭菜200克，核桃仁50克。

调料 盐3克。

做法

❶ 韭菜洗净，切段；核桃仁浸泡，沥干，放热油锅中翻炒至金黄色盛出。

❷ 锅内留底油烧热，下韭菜段，炒至断生时加盐炒匀，倒入核桃仁翻炒几下即可。

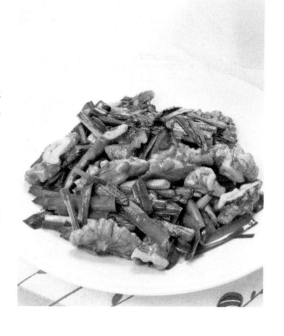

功效

韭菜性温，能温肾助阳，益脾健胃，润肠排毒，还可以保护肝脏；核桃仁可以防治肝肾亏虚。二者搭配，具有补肾壮阳、润肠排毒的功效。

夏季重在祛湿气、养肝阴

● 暑湿是夏季最大的敌人

　　夏季是一年中最热的季节，同时多雨，水多则成湿，湿气重会引起很多疾病，比如风湿、腹泻、感冒、皮肤出疹等，在夏季尤为多见。很多原本体内湿气重的人在夏天会更加明显。因此夏季养肝需去湿，去湿最好的办法是健脾。

> **● 如何去湿**
> 1. 潮湿下雨天减少外出
> 2. 多吃有祛湿效果的食物，比如冬瓜、薏米、红豆等
> 3. 勤换衣服，保持干爽
> 4. 不吃冰镇的食物
> 5. 避免吹冷风、直吹风扇和空调

● 养护好心肝

　　夏天湿热，容易上火伤阴，大量的出汗消耗人体能量，损伤肝组织，加上夏季昼长夜短，人容易睡眠不足，损耗肝血肝阴。因此夏季宜养肝阴。

　　根据中医的说法，夏季在五行中属火，对应的脏腑为"心"。因此，夏季养肝的同时也要养心。

　　充足的睡眠、多吃新鲜的蔬菜和水果，清淡饮食，保持平和的心情，都是养心、养肝的必修课。

● 睡好"子午觉"神采奕奕

　　夏季昼长夜短，睡眠时间本来就相对较少，晚上不宜熬夜，保证子时也就是晚上 11 点之前入睡。

　　为了弥补夜间睡眠不足，预防冠心病、心梗等心脏疾病的发生，白天最好有个高质量的午觉，尤其是脑力劳动者、大中小学生、体弱多病者或老人，午睡是十分必要的。午觉最好在午时，也就是 11 点~13 点。但是失眠的人白天不宜午睡，以免影响夜间睡眠。

　　健康的午睡以 15 ~ 30 分钟最好，既不会影响正常的夜间睡眠，还能缓解疲劳，让人整个下午都神采奕奕。

养心又养肝的睡觉姿势

在湿度较高的夏季，侧卧睡觉更舒服，而且侧卧睡姿与寝具接触面积小，让人不易感到闷热。肝经在人体两侧，侧身睡觉，无论是左侧卧还是右侧卧，都能有效调养肝气。

有心脑血管病的人可以模仿胎儿睡姿，身体蜷伏，手抚着枕头侧睡。最好采用右侧卧位，以免压迫心脏。同时，还可以适当垫高腿部，使其稍高于心脏水平位置，这样有利于改善循环。

天热别心烦，心静自然凉

夏季气候炎热，人们的情绪也往往会受到影响。中医所说夏季养心，既包括养护心脏，也包含精神心理因素，防止情绪起伏。情绪与肝脏健康密切相关，对预防很多疾病都很关键。

当情绪低落时，人体的免疫力就下降，易患病；而暴怒、抑郁会使人处于不平静状态，损害脏腑。因此，养肝、养心，要保持乐观开朗的情绪。

夏季高温酷暑，内心更要安静、平和，"静养"可保持心情舒畅。

天亮得早了，晨练别太早

夏季天亮得很早，很多人尤其是年龄大的人喜欢起早出去晨练，其实，早晨太阳升起之前空气中的二氧化碳浓度很高，很难呼吸到新鲜的空气，而且清晨人体的血液黏度大，再加上天热体内的水分流失，过早晨练容易引发心血管疾病。因此习惯晨练的人早晨锻炼的时间可以比冬季早，但是不宜早太多。

喝水要少量多次，以免加重湿气

夏季高温，很多人喜欢喝冰镇的水和饮料，其实这会加重体内的湿气，尤其是原本就湿气重的人更不宜饮用冰镇饮料。

夏季出汗较多，需要多喝水来补充体液，最好喝温开水，而且不要一次性喝太多，可以频繁地喝，但每次少喝一点。

心烦、失眠时可按内关穴

内关穴是心包经的穴位，此穴位可以宁心安神、理气止痛，对调节情绪和心脏功能有很好的作用。夏天心情不好、脾气大的时候，睡不好的时候，都可以按摩这个穴位。

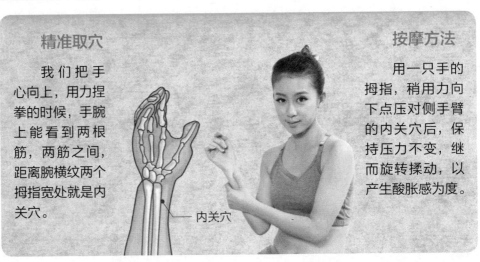

精准取穴

我们把手心向上，用力捏拳的时候，手腕上能看到两根筋，两筋之间，距离腕横纹两个拇指宽处就是内关穴。

内关穴

按摩方法

用一只手的拇指，稍用力向下点压对侧手臂的内关穴后，保持压力不变，继而旋转揉动，以产生酸胀感为度。

湿气重的人经常按揉委中穴

膀胱经是人体最大的排毒去湿通道，而委中穴便是这个通道上的排污口，如果这里不通畅，湿气就排不出去，可能会导致关节炎、腰痛等疾病的发生。因此常按揉委中穴可有效祛湿。

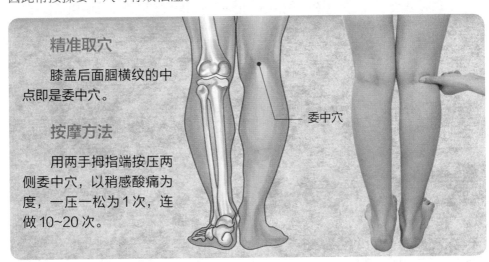

精准取穴

膝盖后面腘横纹的中点即是委中穴。

委中穴

按摩方法

用两手拇指端按压两侧委中穴，以稍感酸痛为度，一压一松为1次，连做10~20次。

卧式瑜伽，让肝火悄悄溜走

瑜伽是一种比较柔和的运动，能促进血液循环，增强免疫力，使包括肝脏在内的全身各部分都得到护理，还可以辅助调理疾病。比如对肝病、肥胖症、失眠、便秘等疾病有良好的调理效果。尤其适合肝火旺盛、容易痛经的女性。

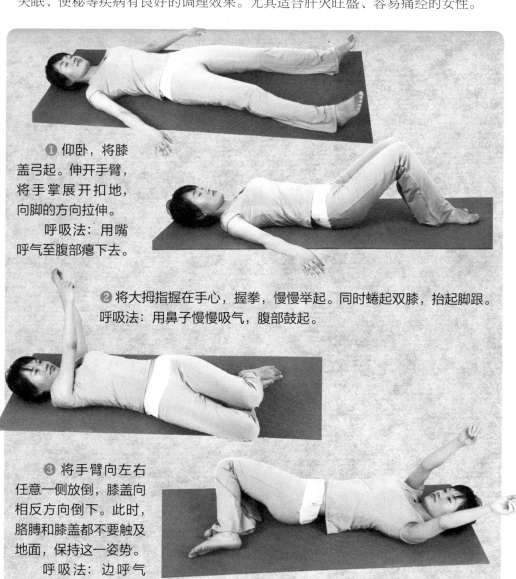

❶ 仰卧，将膝盖弓起。伸开手臂，将手掌展开扣地，向脚的方向拉伸。

呼吸法：用嘴呼气至腹部瘪下去。

❷ 将大拇指握在手心，握拳，慢慢举起。同时蜷起双膝，抬起脚跟。呼吸法：用鼻子慢慢吸气，腹部鼓起。

❸ 将手臂向左右任意一侧放倒，膝盖向相反方向倒下。此时，胳膊和膝盖都不要触及地面，保持这一姿势。

呼吸法：边呼气边将膝盖放倒，之后做10次自然呼吸。

❹ 边吸气边将手臂和膝盖恢复到步骤2的动作，呼吸两次，然后按照步骤3的动作要领反方向做一遍。放松姿势后，将不容易做的一侧再做一遍。

● 苦味食物的养心秘密

苦味食物最养心，热天适当吃些苦味食品，不仅能清心除烦、醒脑提神，而且可增进食欲、健脾利胃，比如苦瓜、莴笋、芹菜等。

● 经常吃姜提神醒脑

"冬吃萝卜，夏吃姜"，在炎热的夏季，人体唾液、胃液分泌减少，会影响食欲，如果饭前吃几片姜，可刺激唾液、胃液和消化液分泌，增加胃肠蠕动，增进食欲。姜还有健胃、提神、醒脑的作用。

● 祛暑利湿，薏米、红豆、冬瓜顶呱呱

夏季暑湿严重，最容易犯脾，脾气健运，营养才能吸收充足，才能滋养肝脏。健脾利湿效果最显著的食材有薏米、红豆、冬瓜、扁豆、丝瓜、鲫鱼等。

● 防苦夏，吃吃鸭

进入夏季后很多人容易出现"苦夏"的症状——胃口下降、身体乏力、体重减轻，主要是由于暑热和体虚造成的。鸭肉性凉，可滋阴养胃、健脾利湿，特别适合上火、体内湿热的人。夏季吃鸭肉最好炖汤，还可以搭配冬瓜等祛湿利尿的食材，对水肿的人或脾胃消化能力差的人功效更明显。

● 夏季排汗多，补水补钾要跟上

夏季人体排汗多，会导致体内钾的流失，造成低血钾现象，引起疲乏无力、食欲缺乏等不适，因此首先要及时补充水分，而且要以热水、热茶来补充，不能贪舒服凉快只喝冷饮，冷饮只能暂时解暑，却不能持久解热、解渴，甚至可能会伤身。

其次要多吃一些高钾的蔬菜和水果，比如香蕉、草莓、杏、荔枝、桃、李子、芹菜、毛豆等。

● 最适合夏季吃的食材

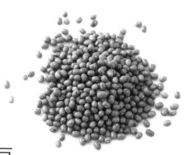

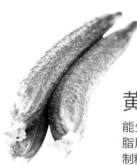

黄瓜

能生津排毒，而且脂肪含量低，可抑制糖类转化为脂肪，从而减轻肝脏负担。

绿豆

绿豆性凉，可解暑祛热，同时可排毒解毒，减轻肝脏的负担。

苦瓜

具有增食欲、助消化、除热邪、解疲乏、清心明目、去火等作用，夏季经常食用可以养心、降糖。

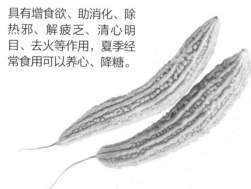

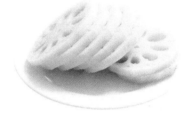

莲藕

具有健脾开胃、养心安神、补血益气的功效，还能消暑清热。

香蕉

含丰富的钾，能防止夏季出汗多而造成的低钾现象，还能润肠通便，防止情绪烦躁。

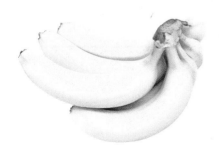

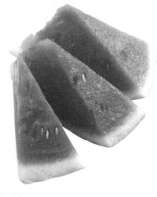

西瓜

汁水丰富，不仅可解暑热，还能补充水分，号称夏季瓜果之王，夏季多吃可利尿消暑。

绿豆海带甜汤 清热消暑，明目降压

材料 绿豆60克，干海带30克。

材料 醋、冰糖各适量。

做法

① 淘米水中滴几滴醋，放入干海带泡发，洗去沙粒和表面脏污，再用清水漂净，切细丝状，入沸水中稍焯，捞出沥水；绿豆淘洗干净，充分浸泡。

② 砂锅加适量清水，大火煮开后，放入绿豆，再次煮沸后，下焯水后的海带丝，大火煮约20分钟，入冰糖转小火继续煮至绿豆软糯酥烂即可。

功效

绿豆具有清热消暑、利尿消肿、润喉止咳及明目降压的功效；海带能减少辐射危害，具有抗辐射的作用。

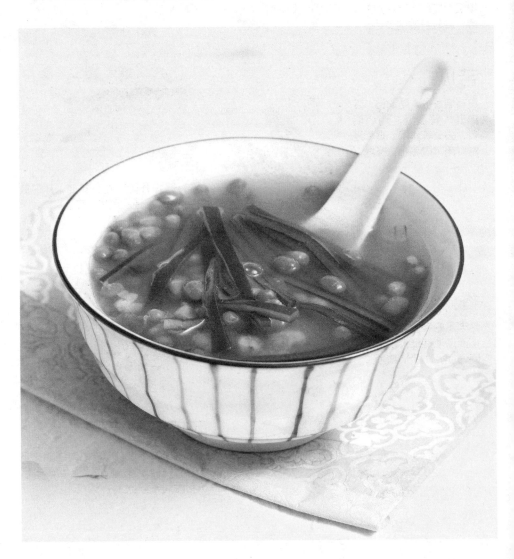

苦瓜山楂卷 养心、增食欲

材料 苦瓜200克，果丹皮50克。

调料 盐少许，蜂蜜适量。

做法

❶ 苦瓜洗净，切成寸段，去掉内部的子和白膜，切成半厘米厚的片，放入锅中焯烫，再放冷水浸泡20分钟后捞出，撒入少许盐拌匀。

❷ 将果丹皮切成宽片，并把果丹皮放入拌好的苦瓜圈中。

❸ 将做好的苦瓜山楂卷放在盘子里摆个漂亮的造型，淋上蜂蜜即可。

> **功效**
> 这道菜能健脾开胃、消暑去热，而且加入蜂蜜还有润肠通便的效果，是不可多得的美味。

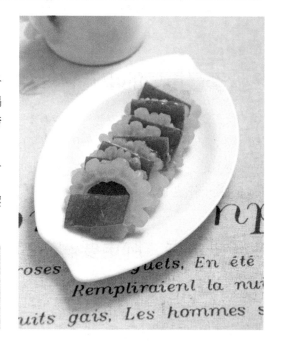

山药炖鸭 健脾祛湿、滋阴清热

材料 鸭子半只（约400克），山药200克，红枣10克。

调料 盐6克，葱段、姜片、大料、花椒、香叶、陈皮、黄酒各适量，葱花、胡椒粉各少许。

做法

❶ 将鸭子收拾干净后切块，入冷水中煮开，关火捞出鸭块，用水反复冲洗两三次；山药洗净，去皮，切块。

❷ 锅中加冷水，放入鸭块、葱段、姜片、大料、花椒、香叶、陈皮，大火烧开后放黄酒、红枣，转中小火炖50分钟，加盐调味，放山药块再炖15分钟，出锅前加胡椒粉和葱花即可。

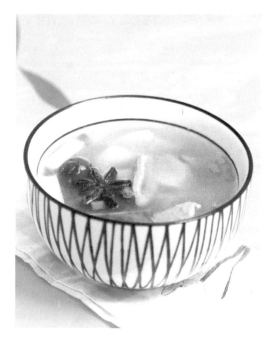

秋季要防"燥"

▶秋季最重要的事儿：养阴润燥

秋天的气候由夏天的炎热逐渐转为寒冷，人体的生理活动也由外向活动逐渐转为内敛收藏。虽说秋高气爽，但因为到了秋天，气候干燥、机体的阴津易亏，肝阴也容易不足。秋季要注意多补水，以养护肝阴，兼顾补益肝气与祛除夏暑的湿热，同时也利于肝脏排毒。

▶天干气燥，肺更要润润的

秋天容易口干舌燥、咽部不适，皮肤瘙痒、干裂，而肺脏与秋相应，所以肺很容易受到燥气侵袭。肺在五行中属金，为阳中之阴，与自然界秋气相适应。肺气过盛会影响到肝。因此秋季应该养肝护肺，饮食上宜食用润肺食物，多补充水分，多吃蔬果。

▶"秋冻"有度，脚、肩、脐千万别露

夏秋转换之际，可以适度冻一冻，让身体皮肤逐渐适应外界的低温环境。而且此时季节不稳定，过早增加衣服，一旦气温回升，出汗受风，更容易感冒。

但是秋冻有讲究，脚、肩、肚脐这几个部位千万不能着凉。病从寒起，寒从脚生，尤其是女性，脚底受凉很容易造成宫寒、痛经或月经不调。肩部受凉后会使上肢血液循环不畅，让人明显感到肩部酸痛，颈椎僵直，甚至头晕。肚脐部位表皮和皮下脂肪最薄，却有丰富的神经丛，对外部刺激敏感，如防护不当，寒气极易通过肚脐侵入人体，引起急性腹痛、腹泻、呕吐。

▶养肺的最佳时间是早7:00~9:00

每天的早 7:00~9:00 是肺脏功能最强的时候，此时可进行慢跑等有氧运动，能

强健肺功能，但是要注意雾霾天气不宜锻炼，要减少外出，以免伤肺。而肺脏功能最弱的时间是晚 21:00~23:00，晚饭后可在口中含一片梨，能滋润肺脏。

没事儿咳两声

秋天，人们应注意经常开窗通风换气，每日早晚可选择空气清新处主动咳嗽，以清除呼吸道及肺部的有害物质，减少其对肺部的损害。

秋天莫悲伤，一笑解千愁

很多人在秋天到来时，难免会生出"悲秋"情绪。这时，用适当的方式做情绪调节，能有效减缓秋季的燥气对人体的影响。

常常微笑，不仅能够让我们排遣平时的烦恼，还能够让我们得到放松，减缓压力。因为人在大笑的时候，大脑处在一种很兴奋的状态中，全身的肌肉会随之放松，也能够让我们暂时忘记自己的烦恼和压力。好的情绪是最好的养肝方法。

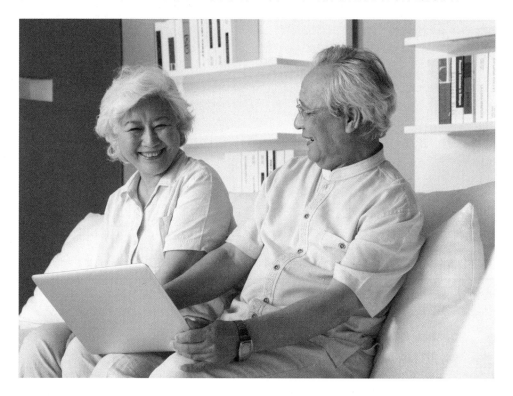

按按合谷穴，肺气充足不咳嗽

肺不喜欢燥气，在秋燥季节，经常按按合谷穴可使肺内气血运行通畅，有利肺脏宣发肃降，还能改善有气无力、心情烦躁等现象。

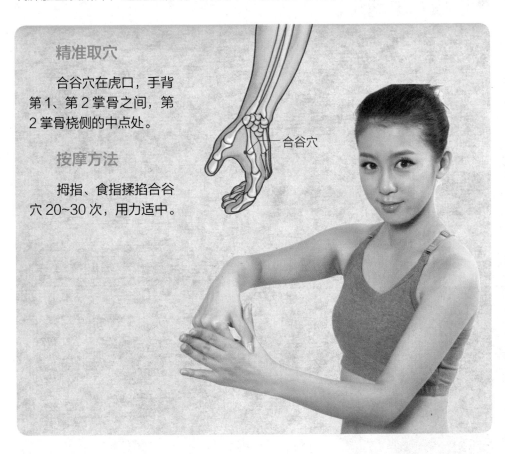

精准取穴

合谷穴在虎口，手背第1、第2掌骨之间，第2掌骨桡侧的中点处。

合谷穴

按摩方法

拇指、食指揉掐合谷穴20~30次，用力适中。

按摩鼻子把肺养

《黄帝内经》说："肺气通于鼻，肺气和，则鼻能知香臭矣。"肺主呼吸，鼻子是呼吸的必经之路，鼻子通气和嗅觉主要是依靠肺的作用，肺气和顺则呼吸通畅，鼻子的嗅觉才正常灵敏；如果肺气不足，鼻子的功能也会随着减退。

很多人的鼻腔对冷空气比较敏感，一到秋天就容易上感流鼻涕。因此，在秋季要注意对鼻子的保养，可以经常进行鼻子的按摩，以此达到养肺的功效。

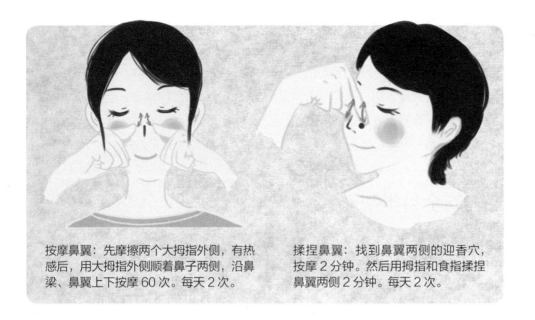

按摩鼻翼：先摩擦两个大拇指外侧，有热感后，用大拇指外侧顺着鼻子两侧，沿鼻梁、鼻翼上下按摩60次。每天2次。

揉捏鼻翼：找到鼻翼两侧的迎香穴，按摩2分钟。然后用拇指和食指揉捏鼻翼两侧2分钟。每天2次。

爬山登高，激活全身细胞

古人言，"登山则情满于山""游山如读书，深浅在所得"。登山若能寄情于山水，与自然和睦相处，定能强身增寿。登山者强，登山者乐，在登山中最大的乐趣就是能碰到几个熟人、朋友，大家边说边笑地往山顶上爬。登山过程中最好每半小时休息一下，适当补充点水分。

放风筝，疏通经络、调和气血

放风筝能锻炼人的腿、臂、腕、手、腰、肘等部位，达到疏通经络、调和气血的目的。在空旷的户外放风筝，还可以调节视力，消除眼肌疲劳。但中老年人在放风筝时要注意保护颈部，头颈不要长时间后仰，而应后仰与平视交替，以平视为主。

踢毽子锻炼心肺功能属一流

踢毽子是一种非常好的户外运动，在踢毽子中抬腿、跳跃、屈体、转身等动作，使脚、腿、腰等都得到锻炼，提高关节的柔韧性和身体的灵活性。经常参加这项运动，还能使心、肺系统得到全面锻炼，起到增进身体健康的作用。

怎么贴秋膘才健康

贴秋膘是说要增加皮下脂肪的含量，开始为冬季御寒做准备。但是贴秋膘不等于大吃大喝、大鱼大肉，而是要看自己缺什么营养，然后按需求补足。因为大鱼大肉进食过量，容易引发高血压、高脂血症、痛风等病症。即使贴秋膘的人，也不要忘了搭配蔬菜、水果、豆制品等，同时，应避免晚饭吃得过于油腻。

多吃全谷类帮助解秋乏

全谷类食物可为人体提供丰富的碳水化合物、B 族维生素和膳食纤维，能增加肝糖原储备，还能直接给大脑供能，除了能抗疲劳以外，还能稳定情绪，同时还有利于睡眠，大大缓解秋乏症状。

白色食物最养肺

五色食物中，白色与肺对应，因此秋季多吃白色食物，可以滋润肺部，保持肺部和体内湿润，达到滋养肌肤、强身健体的功效。白色食物如白菜、银耳、山药、白萝卜、百合等。

少吃辛辣燥热食物

人体受秋燥的影响很容易上火，若再吃葱、姜、蒜、韭菜、辣椒等辛辣燥热食物，会使肺气更加旺盛，伤及肝气，还会使胃火更盛，体内的湿邪无法排出，易导致消化不良、腹胀、便秘等疾病。

润嗓润肺，多喝水、多吃粥、多喝汤

秋季气候干燥，很容易伤及肺阴，所以饮食应注意养肺防燥，要多喝水、吃粥、喝汤，以保持肺与呼吸道的正常湿润度。桂圆莲子粥、冰糖银耳雪梨汤等都是不错的选择。

最适合秋季吃的食材

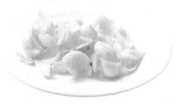

百合

《本草纲目》中有百合可润肺止咳的记载，对肺热干咳、痰中带血、肺弱气虚、肺结核咯血等症，都有良好的疗效。

银耳

银耳具有滋阴润肺、益胃生津的功效，对缓解虚劳咳嗽、干咳等症有很好效果。

山药

山药含有大量的黏液蛋白、维生素，能有效阻止血脂在血管壁的沉淀，预防心血管疾病。秋季吃山药有健脾胃、滋肾益精、益肺止咳的功效。

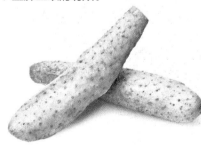

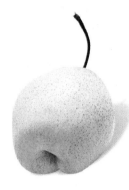

梨

梨汁味鲜美，可清热润肺、化痰止咳，从而缓解秋燥伤肺的情况。

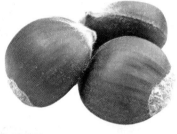

板栗

性甘，味温，入脾、胃、肾三经，有养胃健脾、补肾强筋、活血止血、止咳化痰等功效。

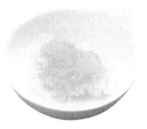

莲藕

秋季天气干燥，吃藕能养阴清热、润燥止渴、清心安神。七孔藕淀粉含量较高，水分少，糯而不脆，适宜做汤；九孔藕水分含量高，脆嫩、汁多，凉拌或清炒最为合适。

银耳莲子羹 滋阴益气

材料 莲子60克，银耳10克，红枣20克。

材料 冰糖10克。

做法

❶ 将银耳用温水泡至回软后，去蒂及杂质，用手撕成小朵；莲子去心，用温水泡透；红枣去核用温水泡软。

❷ 将冰糖、清水约700克一同煮沸化开后，取清澈部分倒入装有银耳、莲子、红枣的碗中，用大火蒸至熟烂、汁浓稠时，取出舀入碗内即可。

功效

银耳可以滋阴润肺，莲子可静心宁神，红枣有养肝护肝的效果。秋季常饮此羹可以润肺燥、养肝阴。

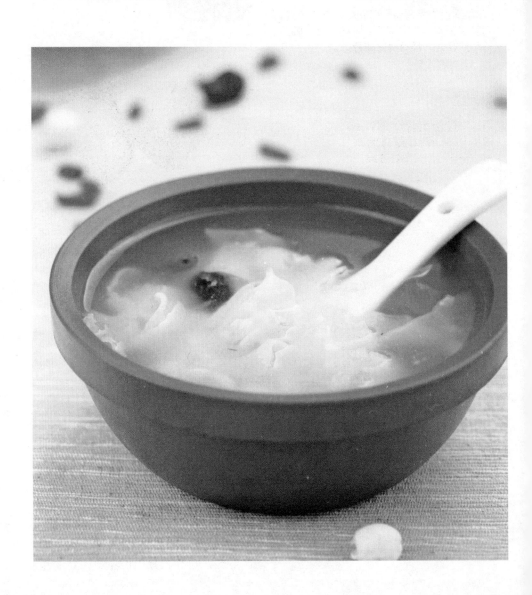

百合莲子绿豆粥 润燥、清心

材料 大米80克，百合25克，莲子、绿豆各30克。

调料 冰糖适量。

做法

❶ 大米、绿豆分别淘洗干净，控干水分；莲子去心洗净；百合洗净，掰小瓣。

❷ 锅内加适量水烧开，加入大米、莲子、绿豆煮开，转中火煮30分钟，加入百合、冰糖煮开即可。

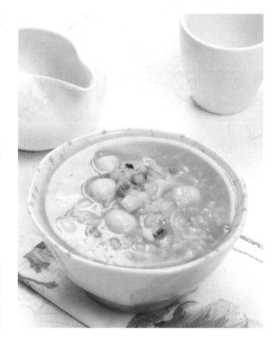

功效

这款粥中的百合能润肺、清心，绿豆可以养肝、排毒，莲子可以清热泻火。

家常炒山药 健脾养肝

材料 山药100克，胡萝卜、黑木耳（泡发）各50克。

调料 葱末、姜末、香菜段各5克，盐2克。

做法

❶ 胡萝卜洗净、切片；黑木耳洗净，撕成片；山药洗净、去皮、切片。

❷ 油锅烧热，爆香葱末、姜末，放胡萝卜片、山药片翻炒均匀，再加入黑木耳片炒熟，加盐调味，撒香菜段即可。

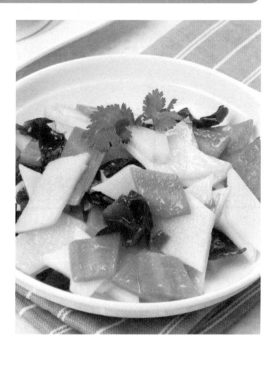

功效

山药可以滋阴、健脾养胃，胡萝卜可以养肝明目，黑木耳有排出肠道毒素的作用，三者搭配可以健脾养肝。

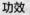

冬季宜柔肝养肝

● 冬季不养肝肾更待何时

冬季是大自然万物闭藏的季节，人体的阳气也要随之潜藏于体内。中医认为，肾是先天之本，人体的阳气来源于肾脏，但是寒邪最容易侵袭并伤害肾脏，肾既要为维持冬季热量支出准备足够的能量，又要为来年贮存一定的能量，因此冬季养肾尤为重要。肾肝密切相关，因此冬季也宜柔肝养肝、滋养肝血。

● 万物避藏，人也要适当"猫猫冬"

冬季，阴盛阳衰，寒气袭人，阳气容易受损，要敛阴护阳就要避寒就暖，尽量待在温暖室内，减少外出。如要外出，就要穿上保暖的衣服和鞋袜。

● 冬季第一大补是睡眠

冬天的作息安排是早睡晚起，也是为了避开阴寒之气，冬季早卧晚起是主要的睡眠养生之道。

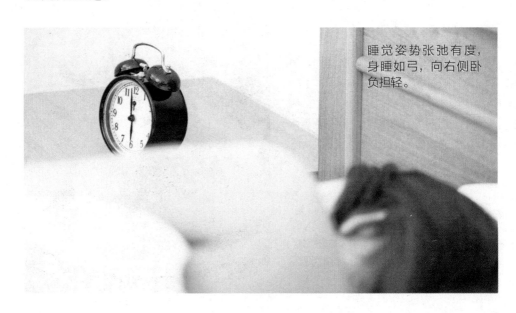

睡觉姿势张弛有度，身睡如弓，向右侧卧负担轻。

开窗透透气

冬天家里一般都会门窗紧闭，导致室内空气不流通，总是在这个空间里呼吸会产生大量的二氧化碳，缺少氧气，就会出现头晕、胸闷的问题。应每天早晨、中午和晚上各开窗通风 20 分钟，保持室内空气新鲜。此外，一定要保持合适的室内温度，避免室内外温差过大，一般室内温度控制在 16~22℃为好。

洗澡时间不要过长

冬季气候较干，洗澡时间太长、水温太高容易使皮肤表层的油脂失去保护，让皮肤更加干燥，严重者还会引起皮肤发痒、脱水。洗澡水温在 24~29℃最佳，洗澡时间以 10~15 分钟为宜。

走出情绪低谷，多晒太阳多开灯

冬季日照时间短，天气越来越冷，人的情绪也容易变得低落，改变这种状态最好的办法是在有太阳的日子穿得暖暖的到户外活动，多晒太阳可以让人心情变好。如果阴天或下雪，可以打开暖光灯，也让人感觉心里暖暖的，有助于改善心情，舒缓肝气。

每天三件事：搓手、晒背、泡脚

早搓手

搓手心、揉按手指是通过刺激手心上的劳宫穴，让心脏兴奋，并增强呼吸系统的功能，起到保健作用，经常这样搓手，还能促进血液循环和新陈代谢，预防感冒。

晒背

背部是身体最重要的 7 条运动和管理阳气的经脉汇集的地方，经常背对日光而坐，让太阳将脊背晒得微热，阳气就能通过背部的穴位进入体内，然后再顺利地运送到全身各处。

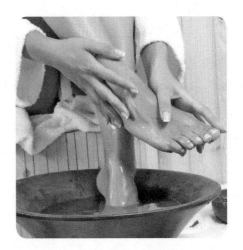

泡脚

民间认为："热水洗脚，胜吃补药。"用热水泡脚，可以增强肝功能，从而增强体质。泡脚的水不宜过热，也不能太凉，以40℃左右为宜。每晚7~9点是泡脚的最佳时间，此时正是肾经气血最衰弱的时候，选择在这个时候泡脚，足底血管会因为温水的刺激而扩张，有利于活血，从而加速全身血液循环，达到滋养肝肾的目的。

● 随时随地可做的腹式呼吸，安神养肾

古代医学家早就认识到腹式呼吸是祛病延年、健康长寿的法宝，医学家孙思邈对腹式呼吸尤为推崇，他每天"引气从鼻入腹，吸足为止，久住气闷，乃从口中细细吐出，务使气尽，再从鼻孔细细引气入胸腹。"

腹式呼吸的方法

仰卧床上，放松肢体，思想集中，排除杂念；用鼻子深吸气，用力让腹部、肺部充满气，不要停，继续尽力吸气，在吸到不能再吸时屏息4秒左右的时间；再将腹、肺部的气慢慢用口呼出，呼出一条线，而且呼气过程至少要8秒钟，不能中断。

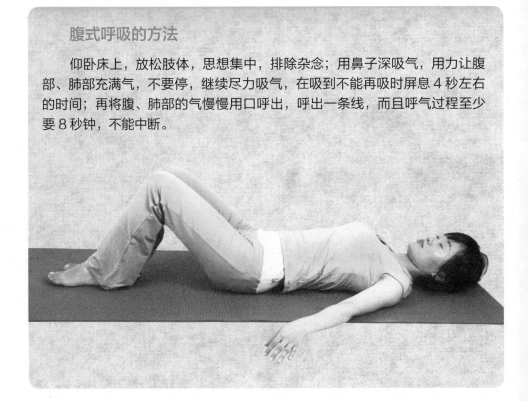

按三阴交穴、涌泉穴，补肾填精

《黄帝内经》说："肾出于涌泉，涌泉者足心也。"意思是说，肾经之气犹如源泉之水，来源于足下，涌出灌溉周身及四肢。

三阴交意指循行足部的肝、脾、肾三条阴经中气血物质在本穴交会，从而可以调节肝、脾、肾3个脏器的生理功能。经常按揉此穴对肝、脾、肾有保健作用。

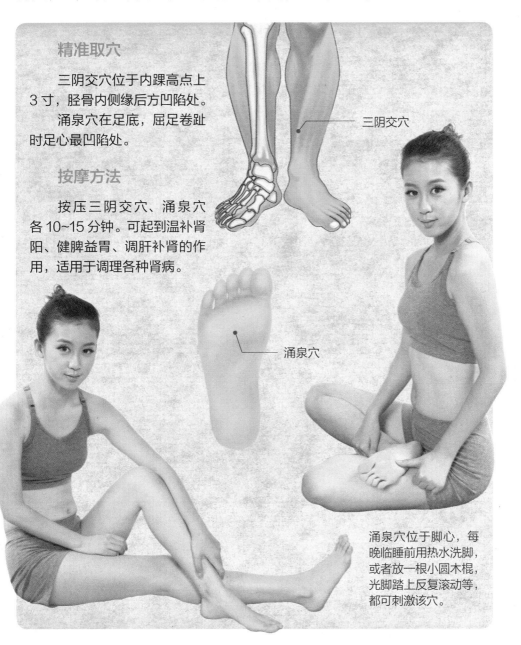

精准取穴

三阴交穴位于内踝高点上3寸，胫骨内侧缘后方凹陷处。

涌泉穴在足底，屈足卷趾时足心最凹陷处。

按摩方法

按压三阴交穴、涌泉穴各10~15分钟。可起到温补肾阳、健脾益胃、调肝补肾的作用，适用于调理各种肾病。

三阴交穴

涌泉穴

涌泉穴位于脚心，每晚临睡前用热水洗脚，或者放一根小圆木棍，光脚踏上反复滚动等，都可刺激该穴。

🍖 肉类食物温补暖身效果好

冬季以增加热能为主，可适当多摄入富含碳水化合物和脂肪、蛋白质的食物，以增加人体的耐寒和抗病力。尤其是肉类食物，比如牛肉、羊肉、鸡肉等富含蛋白质，进食后会促进体表散热，补虚暖身。

🍖 淀粉类食物不能少，可以让人更精神

淀粉类食物包括面类、谷类，以及土豆、红薯等薯类，这些食物中的碳水化合物可以转化为能量，不仅为人体御寒，营养肝脏，还能让人更有精神工作。

🍖 吃点温热调味料，浑身暖洋洋

天冷的时候吃些含香辛料的食品，如辣椒、花椒、大茴香、葱、姜、蒜之类，可促进消化液分泌，改善血液循环，使身体散热增加，有利于抗寒。

🍖 怕冷多吃桂圆、红枣、红糖，补血又暖身

有些食物富含铁，能帮助人体补充血红蛋白，预防贫血，改善血液循环，这类食物也能帮助暖身，间接地抵抗寒冷，比如桂圆、红枣、芝麻、红糖等。

🍖 黑色食物可以让肝肾同补

养肝护肝、补肾益肾、补益气血，可以适量多吃点黑色食物。黑色食物多入肝肾二经，如黑豆、黑芝麻、香菇、黑木耳、紫菜等，是补肝益肾的天然食品。

🍖 腌的、咸的别多吃，以免肾水过旺

冬天肾功能偏旺，而咸味入肾，如果多吃咸味食物会使肾气更旺，从而伤害心脏，使心脏功能减弱，影响人体健康。因此，在冬天，要少食用咸味食物，以防肾水过旺，比如酸菜、咸菜、熏肉、火腿等。

最适合冬季吃的食材

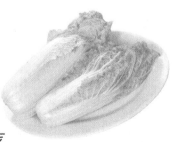

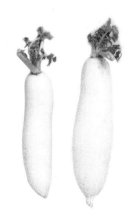

白萝卜

"秋后萝卜赛人参",《本草纲目》中认为:萝卜能"大下气、消谷和中、去邪热气。"冬季人们往往吃肉较多,吃肉则易生痰、易上火,吃萝卜可消痰去火、促进消化。

白菜

可以清热解毒、通利肠胃、养胃生津、消食、利尿、清肺热,冬天天气干燥,常吃白菜可以起到很好的滋阴润燥、护肤养颜作用。

黑豆

黑豆入肾经,可调中益气,活血解毒,消胀,下气利水。

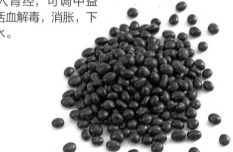

枸杞

枸杞可以滋补肝肾、益精明目,滋补的同时还有温养身体的效果。

羊肉

中医认为羊肉可补肾壮阳,冬天多吃羊肉既能抵御风寒,又可以滋补身体。

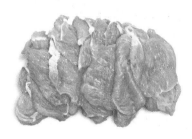

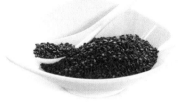

黑芝麻

黑色食物入肾,黑芝麻可养肾,还富含不饱和脂肪酸和蛋氨酸,可提高机体的御寒能力。

板栗烧白菜 滋阴润燥

材料 白菜250克，板栗80克。

调料 盐、葱花、水淀粉、高汤、植物油各适量。

做法

❶ 白菜洗净，切成 4 ~ 5 厘米的长条；板栗用水浸泡半
小时后去皮。

❷ 板栗肉放油锅炸至金黄色捞出。

❸ 炒锅中倒油烧热，放葱花炒香，下入白菜煸炒，放
盐、板栗，加高汤烧开，焖 5 分钟，用水淀粉勾芡
即可。

功效

板栗可补肾强腰、健脾止
泻，还能抗衰老，防治心
血管疾病，白菜富含膳食
纤维和维生素C，可滋阴
润燥、通便排毒、瘦身消
脂，冬季适当吃此菜可以
避免因进补而造成的脂肪
堆积。

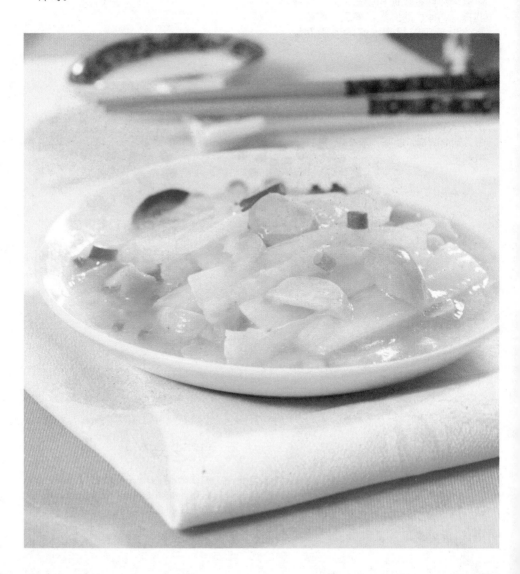

葱爆羊肉 温补肝肾

材料 羊肉300克，大葱150克。

调料 腌肉料（酱油、料酒各10克，淀粉或胡椒粉各少许），蒜片、料酒、酱油、醋各5克，香油少许。

做法

❶ 羊肉洗净，切片，用腌肉料腌渍15分钟；大葱洗净，斜切成段。

❷ 锅置火上，倒入油烧热，爆香蒜片，放入羊肉片大火翻炒，约10秒钟后将葱段入锅，稍翻炒后先沿着锅边淋下料酒烹香，然后立刻加入酱油，翻炒一下，再沿锅边淋醋，滴香油，炒拌均匀，见大葱断生即可。

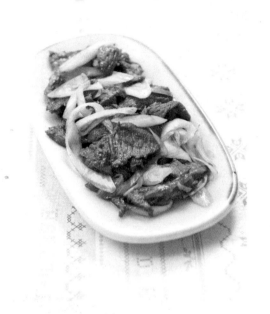

功效

葱爆羊肉补阳、强腰、健肾，适合体弱虚寒和腰膝酸软的人食用。

萝卜蛤蜊汤 养阴润燥

材料 带壳蛤蜊500克、白萝卜100克。

调料 香菜末、葱花、姜丝、胡椒粉、盐、香油各适量。

做法

❶ 将蛤蜊放入淡盐水中，使其吐净泥沙，然后洗净，煮熟，取肉；白萝卜洗净，切丝。

❷ 汤锅置火上，加葱花、姜丝和适量煮蛤蜊的原汤，放入白萝卜煮熟，再放入蛤蜊肉煮沸，用盐、胡椒粉和香油调味，撒上香菜末即可。

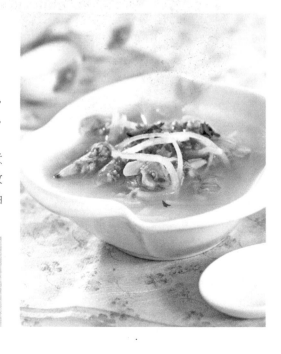

功效

蛤蜊具有滋阴润燥、利尿消肿的作用；白萝卜有消食化积的作用。二者搭配作汤能达到益肺补肾、健肤美容的功效。

木耳腰片汤 补肾益精

材料 猪腰150克，木耳(水发)25克。

调料 高汤、料酒、姜汁、盐、味精、葱花各适量。

做法

❶ 猪腰洗净，除去薄膜，剖开去臊腺，切片；水发木耳洗净，撕成小片。

❷ 锅置火上，加水煮沸，加入料酒、姜汁、腰片，煮至颜色变白后捞出，放入汤碗中。

❸ 锅置火上，注入高汤煮沸，下入水发木耳，加盐、味精调味，煮沸后起锅倒入放好腰片的汤碗中，撒上葱花即可。

功效

动物肾脏有补肾益精的作用，是中医学"以脏养脏"理论的具体体现。它们含有丰富的蛋白质、脂肪及多种维生素，这些营养素有补益精气的作用。

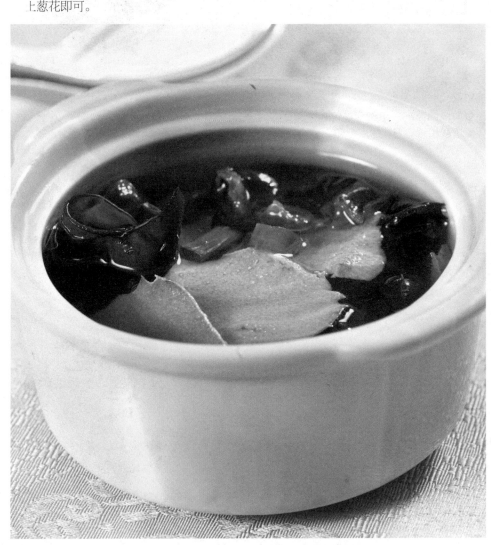

改善肝功能，
有效防肝病

脂肪肝：具有一定的可逆性

什么是脂肪肝

脂肪肝其实是脂肪在肝细胞内过度沉积。正常人每 100 克肝湿重含 4 ～ 5 克脂类，其中磷脂占 50% 以上，甘油三酯占 20%，游离脂肪酸占 20%，胆固醇约占 7%，其余为胆固醇酯等。当肝细胞内脂质蓄积超过肝湿重的 5%，或组织学上每单位面积有 5% 以上肝细胞脂肪变时，就会被诊断为脂肪肝。

你是脂肪肝高危人群吗

肥胖者

一般来说，肝内脂肪堆积的程度与体重成正比。肝脏病理学家对肥胖者进行肝穿刺活检发现，体重超过标准体重 20% 以上的人群中，肝脏脂肪沉积者占 72%，脂肪高度沉积者占 20%，这就说明，肥胖是脂肪肝的罪魁祸首。

无肉不欢者

过多食用肥肉、动物内脏、奶油制品、核桃、花生等高脂肪食物会加重肝脏的负担。正常情况下，肝内脂肪的摄取、合成、运转、利用等环节处于平衡状态，一旦肝脏对脂肪的摄取、合成增加，或运转、利用减少，就会导致肝内脂肪堆积，引起脂肪肝。所以脂肪肝高危人群应该减少高脂肪食物的摄入，比如肥肉、肉皮、肉汤等是严禁摄入的，但是可以适量吃一些瘦肉或白色的肉，如鱼虾等，每天不要超过 100 克。

中老年人

肥胖症、高甘油三酯血症、2 型糖尿病是老年脂肪肝的主要病因。肥胖症、2 型糖尿病患者体内游离脂肪酸增多，并且大多伴有胰岛素抵抗，从而导致身体组织摄取和利用葡萄糖的能力下降。过剩的葡萄糖不断刺激胰岛细胞分泌大量胰岛素，并促使肝脏以脂肪酸和葡萄糖为原料合成大量的甘油三酯，合成的甘油三酯若超出了肝的输出能力，便会形成脂肪肝。

大量饮酒者

酒精进入人体后，主要是在肝脏内进行分解代谢，而酒精中的乙醇对肝脏的伤害最直接，也最大。它对肝细胞的毒性主要是通过影响肝脏的代谢，使得大量肝细胞发生变性和坏死，导致肝脏对脂肪酸的分解和代谢发生障碍。所以长期大量饮酒，肝内脂肪酸就容易堆积，很容易患上酒精性脂肪肝、酒精性肝炎，甚至是酒精性肝硬化。

久坐少动者

长期缺乏运动会导致体内过剩的热量转化为脂肪，当这些脂肪沉积于皮下时，表现为肥胖；当这些脂肪积存于肝脏时，则表现为脂肪肝。对于上班族而言，工作节奏快，保持坐姿的时间远远多于走动的时间，从而导致脂肪沉积，同时久坐不动还会令许多关节肌腱韧带僵硬，影响肝脏疏泄畅通。每天快走 30 分钟或者随时随地做一下椅子保健操，就可以促进血液循环，促进肝脏的生化反应，加速机体消耗及利用多余的营养物质，从根本上预防脂肪肝。

🍂 怎样确诊脂肪肝

在诊疗中，判断是否患脂肪肝和脂肪肝严重程度的方法主要为 B 超检查和 CT 检查，在临床中一般不方便以肝组织活检来诊断，血液生化指标也难与脂肪肝病变程度一致，因此 B 超、CT、核磁共振等影像学检测成为十分重要且实用的临床诊断手段。其中 B 超检查简便、价廉。而且不会给患者带来痛苦和损害，已成为诊断脂肪肝的首选方法。

但不同的检查方法对判断脂肪肝严重程度的敏感性是不同的，肝穿刺活检最敏感，其次是 B 超检查，再者为 CT 检查。但是，B 超检查不能检查出肝细胞脂肪变性 < 30% 的脂肪肝，而 CT 检查常不能发现 B 超检查发现的轻度脂肪肝，CT 诊断的轻度脂肪肝一般相当于 B 超检查发现的中度脂肪肝或重度脂肪肝。

因此，当说起脂肪肝的程度时，应当说明是用什么检查方法确定的，比如是 B 超检查诊断的，或是 CT 检查诊断的，或者是肝穿刺活检诊断的。

● 转大拇脚趾，促进肝脏血液循环

要促进肝功能，就要将新鲜的血液输送到肝脏，并将陈旧的血液从肝脏输送出来，而刺激大拇脚趾即可做到这一点。

大拇脚趾是"血液循环的要害"，大拇脚趾周围集中着促进肝功能的大敦穴、隐白穴等穴位和反射区，越刺激越能使血液循环优化，提高肝功能，改善慢性肝病。尤其是饮酒过度导致对肝脏的负担突然增加时，刺激大拇脚趾也很有效。

与按压和揉搓相比，转动大拇脚趾的刺激效果更强。

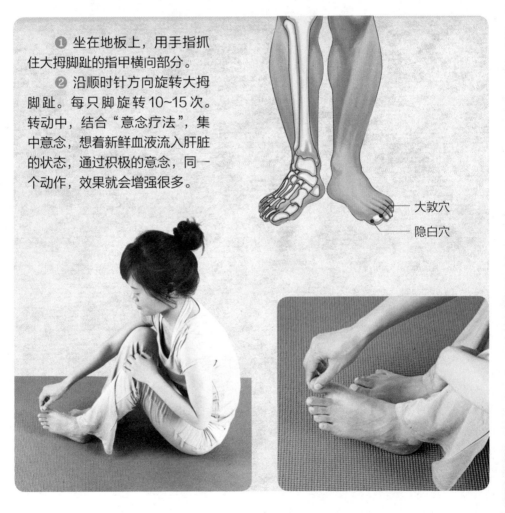

❶ 坐在地板上，用手指抓住大拇脚趾的指甲横向部分。

❷ 沿顺时针方向旋转大拇脚趾。每只脚旋转10~15次。转动中，结合"意念疗法"，集中意念，想着新鲜血液流入肝脏的状态，通过积极的意念，同一个动作，效果就会增强很多。

大敦穴

隐白穴

睡前转大拇脚趾还能够获得安眠的效果。最重要的是每天坚持，养成习惯。或者像游泳前的准备体操那样，将大拇脚趾压在地板上，转动脚腕，这样也能起到刺激大拇脚趾的作用。

地板游泳减脂操：减少肥胖

众所周知，游泳是一项全身性运动，有助提高我们的心肺功能，而且能锻炼全身大部分的肌肉，消耗的能量也比其他运动都要多。已经有无数人用实际经验证明了它的减肥功效。但是，想要游泳就必须要有场地，我们不可能每天都坚持去健身房，这怎么办呢？

在地板上游泳，无疑是一种很好的替代方案。地板游泳操对事件和场地没有任何要求，随时随地都可以进行，同样能帮助身体各个部位燃烧脂肪，减少肥胖，降低出现脂肪肝的概率。

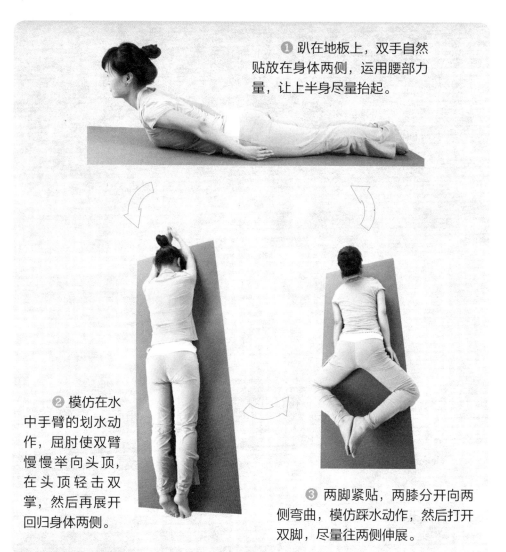

❶ 趴在地板上，双手自然贴放在身体两侧，运用腰部力量，让上半身尽量抬起。

❷ 模仿在水中手臂的划水动作，屈肘使双臂慢慢举向头顶，在头顶轻击双掌，然后再展开回归身体两侧。

❸ 两脚紧贴，两膝分开向两侧弯曲，模仿踩水动作，然后打开双脚，尽量往两侧伸展。

◗热量是个硬指标，千万别超标

糖类、蛋白质和脂肪为食物中的能量来源，其需求量要根据患者的年龄、性别、体重和劳动强度而定。能量摄入不足，就无法保证儿童、青少年正常的生长发育及维持成年人的正常体力和生理功能，而摄入量过高会使患者体重增加，脂肪合成增多，从而加速肝细胞脂肪变性。因此合理控制每日热量的摄入，对治疗脂肪肝十分重要。

先计算出标准体重

标准体重（千克）= 身高（米）× 身高（米）×22

看看每日所需能量值是多少

每天所需能量（每千克标准体重）			
病毒性慢性肝炎	30~35 千卡	酒精性脂肪肝	25~35 千卡
肥胖性脂肪肝	25~30 千卡	酒精性肝硬化	30~35 千卡

两者相乘就是所需的热量

例如肥胖性脂肪肝患者王先生，身高 165 厘米，实际体重 64 千克。

$1.65 \times 1.65 \times 22 = 59.895 \approx 60$（千克）

标准体重 60 千克，肥胖性脂肪肝每日所需的能量值，按 30 千卡来计算：

$60 \times 30 = 1800$（千卡）

王先生每天所需要的热量就是 1800 千卡。

◗修复肝脏应该选择哪种优质蛋白质

高蛋白膳食可避免体内蛋白质消耗，有利于肝细胞的修复和再生。蛋白质中的许多氨基酸都有抗脂肪肝作用。因此，脂肪肝患者应适量增加蛋白质供应量，按每日每千克体重 1.5~1.8 克供给或每日摄入量 90~120 克为宜，约占总热量的 15% 左右，其中优质蛋白应占 35% 以上，即每日应摄入大约 60~80 克的优质蛋白质。供给蛋白质的食物可选用瘦肉类、鱼虾类、牛奶、鸡蛋等。

不同肉类哪个部位脂肪含量少

脂肪中的必需脂肪酸参与磷脂的合成，能使脂肪从肝脏中顺利输出，对预防脂肪肝有利。但食入过多的脂肪可使热量增高，不利于改善病情，因此，应供给适量脂肪，以每日 40~50 克为宜。不同肉类的不同部位脂肪含量是不一样的。

猪肉中，小里脊＜后腿肉＜上前胛＜猪肩胛肉＜大里脊＜五花肉（除了小里脊外，其他都带肥肉）；

鸡肉中，鸡胸脯肉（无皮）＜鸡腿肉（无皮）＜鸡翅根＜鸡胸脯肉（带皮）＜鸡腿肉（带皮）；

牛肉中，小里脊＜后腿肉＜上前胛＜后丘肉＜牛肩胛肉＜牛肋骨肉＜牛腰肉＜五花肉（除了小里脊外，其他都带肥肉）。

膳食纤维不能少，从粗粮里获取的更好

膳食纤维是不易被消化的食物营养素，包含纤维素、半纤维素、树胶、果胶及木质素等，可清洁消化道，增强消化功能，同时可稀释和加速食物中的致癌物质和有毒物质的移除。还可减缓消化速度和最快速排泄胆固醇，让血液中的血糖和胆固醇控制在最理想的水平，对于脂肪肝患者来说，膳食纤维还能促进脂肪代谢。

食物中，粗粮中的膳食纤维含量非常丰富。其中的全谷物食品，包括没有去掉麸皮的谷物以及磨成的粉，因为维持机体健康所需的大量膳食纤维、矿物质蕴含在麸皮里，所以能给人体更全面的营养。包括口感粗糙的部分，主要是不可溶膳食纤维，例如糙米、米糠、麦麸等，而可溶性膳食纤维则没有那种粗糙的口感，例如红薯、豌豆。

B 族维生素和维生素 E 清除多余脂肪

实验证实，饮食中缺乏 B 族维生素和维生素 E 可以引起肝小叶中央区脂肪变性甚至坏死，相反及时补充富含 B 族维生素或维生素 E 可防止肝细胞脂肪变性，抑制肝坏死和肝纤维化的发生。另外，维生素 E 与硒联用，有调节血脂代谢、阻止脂肪肝形成及提高机体氧化能力的作用，对高脂血症也有一定的防治作用。

肝病患者的肝脏贮存维生素的能力往往会降低，如不及时补充，就会引起体内维生素缺乏。为了保护肝细胞和防止毒素对肝细胞的损害，脂肪肝患者应多食富含各种维生素的食物，如新鲜蔬菜、水果、菌藻类等。

做菜多用蒸、煮、拌，能减少很多油

在选择烹调方式的时候，应该尽量以少油、清淡为原则，不用刺激性的调味品。可多运用煮（有直接煮制菜肴和煮汤两种）、蒸（清蒸、干蒸和粉蒸）、拌（把生料或熟料切成丝、条、片、块等，再加上调味料拌匀即食）、煨（是将质地较老的原料，加入调味品和汤汁，小火长时间炖煮）、汆（对有些细小的片、丝、花刀型或丸子进行出水处理的方法，而且成品汤多。汆菜简单易做，重在调味）和炖（将主料切块煸炒，再兑入汤汁，以小火烧烂，分直接炖和间接炖两种。）

隐性油脂要少吃

很多加工食品中，油脂都是主要的配料，有时甚至是主料，但它们会改头换面，或隐藏起来，让人难以发觉，很多美味的食品都是因为用了大量的高脂配料，要警惕和避免每日大量的隐形脂肪摄入。比如以下食物：

色拉酱：70%是脂肪，它的主要原料是色拉油和蛋黄。
面包和糕点：必备的材料黄油中，80%是乳脂。
各种馅心食品：馅心里多用的是猪油。
方便面：面饼经过油炸，酱料包的油含量很高。
坚果：大部分坚果也是高脂肪食品，其脂肪含量为35%~80%，且坚果体积小而能量密度高，很容易过量。
排骨：100克猪小排的脂肪含量高达23.1克，已经大于正常人每日脂肪推荐量的1/3。因此，吃排骨也要限制量，每天别超过100克。

预防脂肪肝的特效食物

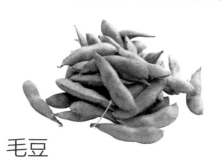

毛豆

毛豆所含的大豆皂苷能够抑制糖分转为中性脂肪，进而改善脂肪肝和内脏脂肪；所含的 B 族维生素能促进碳水化合物的代谢，减少身体中的中性脂肪；所含的蛋白质有助于修复肝脏细胞。

燕麦

燕麦可促进胃肠蠕动，防止便秘，起到很好的排毒瘦身作用；所含的不饱和亚油酸能明显抑制血脂升高，减轻肝脏脂质的沉积，降低肝脏甘油三酯和胆固醇的含量。

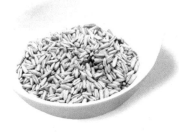

玉米

玉米所含丰富的钙、硒、卵磷脂和维生素 E 等，均具有降低血清胆固醇，预防脂肪肝的作用。

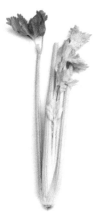

芹菜

芹菜属于粗纤维食材，其中的膳食纤维能刺激肠道蠕动，加速身体废物排出，避免脂肪堆积。

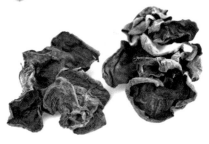

黑木耳

黑木耳中的胶质能把残留在人体消化道内的灰尘和杂质吸附并集中起来，然后排出体外，从而起到清胃肠、排毒的功效；其富含的多糖能够抑制胆固醇在血管壁上的沉积，可有效降低脂肪肝患者的血脂含量。

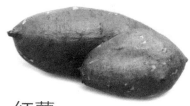

红薯

红薯富含的膳食纤维能给肠道的活动以强力的刺激，引起其蠕动，促进排便，帮助肠道排毒，减少脂肪堆积。

毛豆烧丝瓜 改善内脏脂肪代谢

材料 丝瓜块250克，毛豆粒100克。

调料 葱丝、姜末、盐各5克，水淀粉适量。

做法

1. 将毛豆粒洗净，焯烫后捞出沥干。
2. 油锅烧热，煸香葱丝、姜末，放毛豆粒、少量水烧10分钟盛出；油锅烧热，下丝瓜炒软，倒毛豆粒，加盐，用水淀粉勾芡即可。

功效

毛豆中的大豆皂苷能够抑制糖分转为中性脂肪，进而改善内脏脂肪代谢，预防脂肪肝的发生。

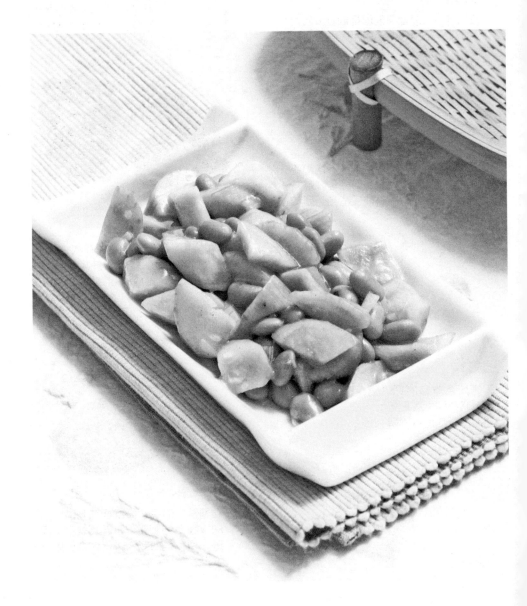

醋炒红薯丝 减少脂肪堆积，减轻肝脏负担

材料 红薯250克。

调料 葱花、白糖、醋、盐、植物油各适量。

做法

❶ 将红薯洗净、去皮、切丝。

❷ 锅内倒油烧热，炒香葱花，放入红薯丝翻炒，调入盐翻炒至熟，加白糖、醋调味即可。

功效

红薯富含的 β 胡萝卜素、维生素C具有抗氧化作用，能够预防脂质沉积，促使皮下脂肪减少；醋可使体内过多的脂肪转变为体能消耗掉，并促进糖和蛋白质的代谢，还能增强肝脏机能，促进新陈代谢。

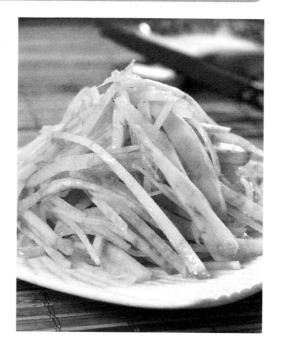

海带炖豆腐 降低胆固醇，保护肝细胞

材料 豆腐200克，海带100克。

调料 盐、葱花、姜末、植物油各适量。

做法

❶ 将海带用温水泡发，洗净，切成块；豆腐先切成大块，放入沸水中煮一下，捞出凉凉，切成小方块。

❷ 锅内倒入适量油，待油烧热时，放入姜末、葱花煸香，然后放入豆腐块、海带块，加入适量清水大火煮沸，再加入盐，改用小火炖，一直到海带、豆腐入味时出锅即可。

功效

降低血液及胆汁中的胆固醇，保护肝细胞。

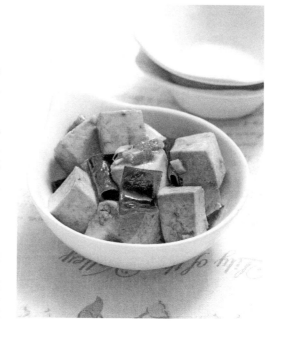

肝炎：最常见的肝病

肝炎是怎么引起的

肝炎是肝脏的急慢性炎症，最常见的是病毒引起的。此外，细菌、寄生虫、化学毒物、药物、酒精等都可侵害肝脏，使得肝细胞受到破坏，肝脏的功能受到损害，进而引起身体一系列不适症状，以及肝功能指标的异常。肝炎通常可以分为多种不同的类型，一般根据病因来分，可以分为病毒性肝炎、药物性肝炎等。

肝炎的症状表现

食欲减退、恶心、厌食油腻

大多数肝炎患者都有的症状，尤其是黄疸型肝炎表现得更严重。因肝炎病毒使肝细胞被大量破坏，分泌胆汁的功能降低，从而影响脂肪的消化，因此厌食油腻。

疲乏无力

肝炎患者发病早期表现之一，疲乏无力的程度也有轻重不同。

尿色发黄，巩膜、皮肤黄染

黄疸型肝炎患者都有尿黄的症状，尿的颜色越黄，说明肝细胞破坏程度越严重。

发热

急性黄疸型肝炎早期常有发热症状，而无黄疸型肝炎患者远远低于黄疸型肝炎患者发热的原因，可能是肝细胞坏死、肝功能障碍、解毒排泄功能减弱或病毒血症的程度有所不同。

出现肝区隐痛

其原因是肝炎病毒引起肝脏肿大，使肝被膜张力增大；炎症波及肝脏韧带及其周围的组织；患肝炎时病毒也常常累及胆囊及胆道系统，引起胆囊、胆道及其周围的炎症。

少数重型肝炎患者可出现蜘蛛痣和肝掌症状

蜘蛛痣多出现在脸、脖子、胸前、手臂，在一定程度上可作为发展成慢性肝炎或肝硬化的标志之一。肝掌即在手掌的大小鱼际处的皮肤出现了片状充血，或红色斑点、斑块，用力加压后会变成苍白色。但并非出现蜘蛛痣和肝掌就代表得了肝病，需要具体检查才可以断定。

中医调理肝炎主要是去除湿热

中医调理肝炎，以清热利湿解毒为主。西医关于肝炎症状的描述，与中医"五疸""肋痛""肝胃气痛""湿病"等相似，而这些症状都是"黄疸"的症状。中医认为，之所以会出现这种症状，是因为肝的生理功能受到损伤，累及胆，导致帮助脾胃进行食物消化的胆汁渗透入血液中。虽然是胆汁不循行于常道，但是其病理的根本原因不在胆，而在于肝。

急性期的调养以静养为主

肝炎处于急性期时，除积极进行治疗外，日常生活中，应当以静养为主，能保证肝细胞再生修复时所需要的营养物质，早期休息得越好，病情也就好转得越快、越彻底，肝病后遗症也会相应越少。

❶ 保持生活有规律，保证充足的睡眠。

❷ 在肝炎急性期及慢性肝炎活动期，有明显消化道症状，转氨酶升高时休息原则：以静为主，应卧床休息。因卧床后肝脏的供血量能增加 40% ~ 60%，可增加肝脏的营养及供氧。

病情好转时要多走一走

当病情有所恢复，应有适当的运动，因为肝炎的基本病机是一个"淤"字，动则气行血行，淤滞得到消散，有利于肝病的恢复。

总的原则是活动量应逐渐增加，运动量增加是否合适，以不疲劳为度，自我评价标准是：乏力是否减轻、食量是否增加、肝功能是否好转、肿大的肝脏是否继续缩小等。如果相反则减少活动。

按摩肝俞、胆俞、脾俞，改善肝功能

中医认为，脏腑有病的时候，其相应的腧穴往往会出现异常反应，如压痛、敏感等；而刺激这些穴位，就能治疗其相应脏腑的病变，有利于疾病的痊愈。

从肩胛骨的下边缘到腰线的区域，从脊骨中心向左右1.5寸的位置排列着3个穴位——肝俞穴、胆俞穴、脾俞穴。肝俞穴是肝脏在背部的反应点，胆俞穴、脾俞穴与肝脏的关系也很密切。可让家人帮助，按照肝俞穴、胆俞穴、脾俞穴的顺序一点点按压这3个穴位或者进行按摩，力量的施加程度以"被按的人感觉舒服"为宜。如果肝脏已经极度疲劳，右侧部分会肿起来，出现筋包、发热或发凉。用手指按压，会感觉疼痛。舒缓肝俞穴周围紧张肿胀的僵硬，使其变得柔软，能够消除肝疲劳。

两侧肩胛骨下缘的连线与脊柱相交处为第7胸椎，往下数2个突起的骨性标志，其棘突之下，旁开二横指处即是肝俞穴。

往下数3个突起之下，旁开二横指是胆俞穴。向下数4个突起下方左右各两指宽的位置即是脾俞穴。

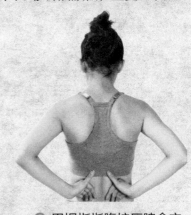

❶ 用拇指指腹按压肝俞穴5秒钟后放松，重复5次。

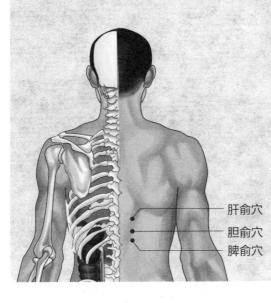

肝俞穴
胆俞穴
脾俞穴

❷ 用拇指指腹按压脾俞穴1~3分钟，以有酸胀感为度。

个性散步法：利于肝病的恢复

散步是提高肝功能最简单、有效的和缓运动，适度散步也有利于肝病患者的康复。除了普通的散步，还可以选择一些个性的散步法，能够更好地呵护肝脏，保健防病。

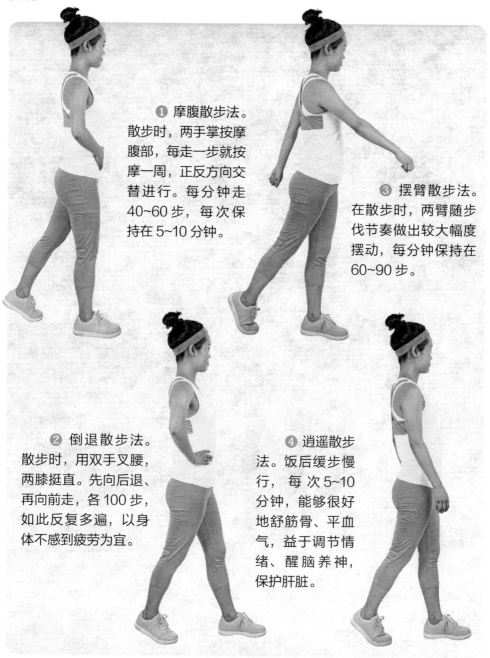

❶ 摩腹散步法。散步时，两手掌按摩腹部，每走一步就按摩一周，正反方向交替进行。每分钟走40~60步，每次保持在5~10分钟。

❸ 摆臂散步法。在散步时，两臂随步伐节奏做出较大幅度摆动，每分钟保持在60~90步。

❷ 倒退散步法。散步时，用双手叉腰，两膝挺直。先向后退、再向前走，各100步，如此反复多遍，以身体不感到疲劳为宜。

❹ 逍遥散步法。饭后缓步慢行，每次5~10分钟，能够很好地舒筋骨、平血气，益于调节情绪、醒脑养神，保护肝脏。

● 优质蛋白质是修复肝脏的不二之选

蛋白质就像肝脏的"维修工",能起到修复肝细胞、促进肝细胞再生的作用。鸡蛋、瘦肉、豆制品、牛奶、鱼、鸡肉等这些食物中丰富的优质蛋白质是肝脏的最爱,同时,它们属于"高蛋白、低热量"食物,每日膳食合理搭配,就能为肝脏提供足量的优质蛋白。

● 白肉替红肉、全脂换脱脂(低脂),给肝脏减负

当肝脏代谢不佳,过多脂肪的摄入会给肝脏增加负担。

就肉类而言,红肉的脂肪含量较高,而白肉脂肪含量较低,脂肪中不饱和脂肪酸含量较高。患有脂肪肝或者肝功能不太好的人尤其应该多吃白肉,比如鸡肉、鸭肉、鱼虾等,既能获取优质蛋白质,又不会增加肝脏负担。红肉也不是要完全拒绝,而是要以瘦肉为先,最好不吃肥肉,以免引发脂肪肝。

奶类也可提供丰富的蛋白质,但是肝病患者最好选择低脂或脱脂奶,因为更有利于肝细胞的修复。

● 一定要吃主食,肝糖原储备就靠它

主食是人体碳水化合物的主要来源,可在体内转变为肝糖原,参与肝细胞代谢,加强对肝脏的保护,还能增强肝脏的解毒能力,减轻酒精对肝脏的伤害等。当人体糖的供应不足时,肝细胞再生受到影响,易导致肝脏受到损伤,使人体对肝炎病毒的免疫力下降。

因此,一定不要拒绝主食的摄入。主食应该限制精制米面,要有粗有细,多吃点杂粮饭、杂豆粥、二合面馒头等,增加膳食纤维的摄入。

● 餐餐有蔬菜,天天有水果

肝病的恢复需要维生素的支持,多种维生素储存于肝内,有利于肝细胞修复,增强解毒功能,提高机体免疫力。新鲜的蔬菜和水果是补充维生素的有效途径,应做到餐餐有蔬菜,天天有水果,并且在同样数量下,进食的种类越多越好。一般来说,黄色果蔬,比如芒果、木瓜、胡萝卜、南瓜等,可提供丰富的维生素 A;绿色

果蔬可提供丰富的叶绿素、维生素 C 和 B 族维生素，比如苹果、冬枣、菠菜、芹菜等。

清肝去湿用点茵陈、夏枯草

中医认为"肝主疏泄"，肝的疏泄功能正常，则全身血液运行通畅，心情自然就会舒畅，如果想更好地达到疏肝气，就要活血通络、去湿排毒，以下两味中药清肝去湿的的效果极为突出。

茵陈，味苦、辛，性微寒，具有利胆退黄、清热利湿之效，能够清热解毒利湿、消炎止痛、扩张胆管、加速胆汁分泌及排泄、帮助消化，促进脂溶性维生素 A、维生素 D、维生素 E、维生素 K 的吸收，并可扩张血管，使微循环改善，防止肝细胞坏死，促进肝细胞再生。

夏枯草，性寒，味甘、辛、微苦，主入肝经，具有清泄肝火、散结消肿、清热解毒、祛痰止咳、凉血止血的功效。

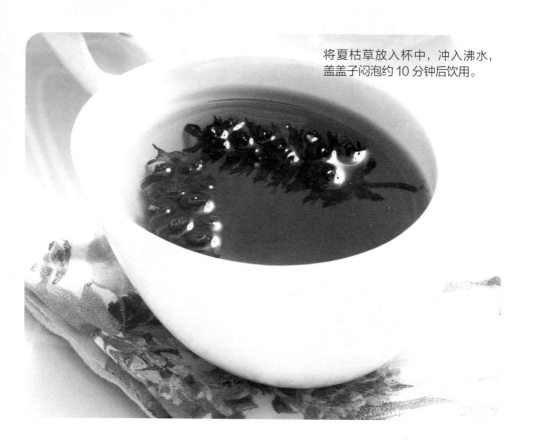

将夏枯草放入杯中，冲入沸水，盖盖子闷泡约 10 分钟后饮用。

防治肝炎特效食物

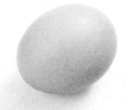

鸡蛋

鸡蛋中的维生素 B_1、维生素 B_2，能帮助肝脏燃烧脂肪；其中含有较多人体必需的氨基酸、丰富的维生素和蛋白质。

牛奶及乳制品

牛奶及乳制品如酸奶等非常适合肝炎患者日常饮用，可以起到补充优质蛋白的作用。

香菇

香菇富含大量的蛋白质、多糖、维生素、脂肪等，有助于肝脏的滋养与修复，可有效提高肌体免疫力。

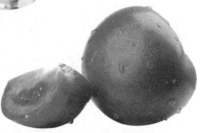

番茄

番茄中的维生素 C 含量丰富，具有良好的护肝作用；其富含的维生素 C 和强抗氧化成分番茄红素，可以抵抗自由基损害，对女性美白肌肤、延缓衰老具有特殊意义，还有润肠养胃、降脂降压的作用。

西蓝花

西蓝花维生素 C 含量高，能增强人体免疫功能，提高肝脏的解毒能力；胡萝卜素含量很高，可以起到阻止癌前病变细胞形成、抑制癌肿生长的作用。

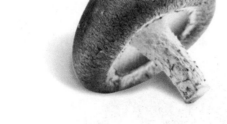

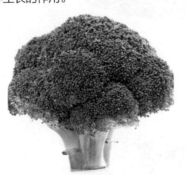

枸杞

枸杞富含胡萝卜素、各种维生素和人体所需的微量元素，具有降低血糖、保护肝脏和抗脂肪肝的作用，肝炎患者适当食用对防止病情恶化有一定的效果。

西蓝花烩胡萝卜 提供维生素，滋养肝脏

材料 西蓝花 250克，胡萝卜 50克。

调料 葱花、蒜末各 5 克，盐3克。

做法

❶ 西蓝花用盐水洗干净，掰成小朵，入沸水中略焯，捞出，沥干水分；胡萝卜洗净，切片。

❷ 炒锅置火上，倒入植物油烧至七成热，加葱花、蒜末炒香，放入胡萝卜翻炒，倒入西蓝花炒熟，用盐调味即可。

功效

西蓝花中所含的黄酮类化合物、维生素C、维生素K等，可增强免疫力，并促进肝脏功能，胡萝卜中的 β 胡萝卜有抗氧化功效。这道菜能提供多种维生素，滋养肝脏。

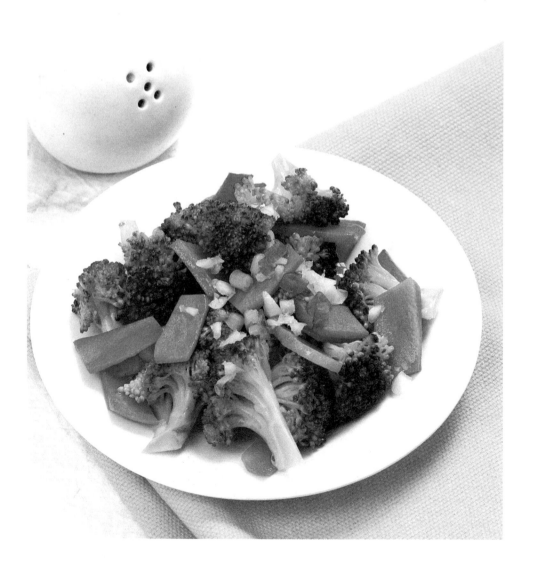

番茄鸡蛋橄榄沙拉 修复肝脏组织

材料 鸡蛋2个，番茄300克。

调料 橄榄油10克，白糖5克，盐、白醋各3克。

做法

❶ 鸡蛋冷水下锅，煮开后关火，闷 5 分钟；鸡蛋剥壳、切块，放入料理碗中备用；番茄洗净切块，去子，放入料理碗中。

❷ 加入橄榄油、盐、白糖、白醋搅拌均匀后装盘即可。

功效

番茄可以提供丰富的维生素C和番茄红素，可以滋养肝细胞、防癌；鸡蛋可以提供优质蛋白质；橄榄油可以提供不饱和脂肪酸。这道菜可以防止肝细胞癌变。

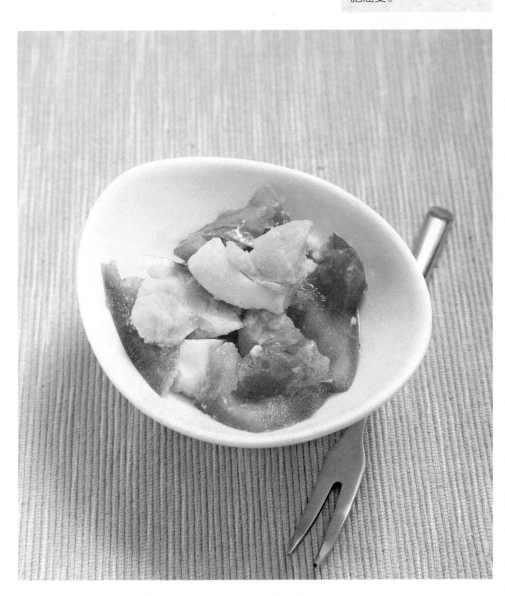

茵陈大枣汤 补血养肝、清热退黄

材料 大枣10颗，蒲公英50克，茵陈50克。

调料 冰糖适量。

做法

❶ 将蒲公英、茵陈冲洗干净，切碎备用；大枣洗净后去核备用。

❷ 锅里加入适量清水，将准备好的材料一起放进锅中。

❸ 煎好后，去渣留汁一碗，留枣，加入适量冰糖搅拌均匀即可饮用。

功效

蒲公英可增强肝主疏泄的功能，还可清热解毒；红枣补血养肝，甘味入脾胃，可补益脾胃；茵陈有清热利胆退黄的作用。

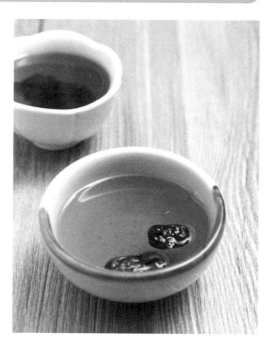

香菇拌豆腐丝 调节机体免疫力

材料 鲜香菇、豆腐丝各100克。

调料 盐、香菜末各2克，香油3克。

做法

❶ 豆腐丝放入沸水中焯透，捞出，凉凉；鲜香菇洗净，去蒂，切细丝，入沸水中焯软。

❷ 取盘，放入豆腐丝和香菇丝，加入盐、香菜末和香油拌匀即可。

功效

香菇能抑制多种肿瘤细胞的生长；豆腐丝中含有丰富的蛋白质，可促进肝细胞修复。二者搭配食用可增强细胞的活性，增强机体的抗病毒能力。

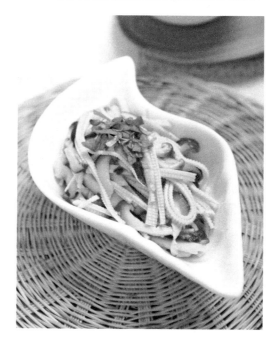

肝硬化：
没病时预防，得病后控制

🫛 发现肝硬化的蛛丝马迹

肝硬化往往是不可逆的，所以，预防的作用远远大于治疗。日常生活中，只要我们关注身体的感受，总能发现一些蛛丝马迹，及时预防肝硬化的发展。

食欲差、易疲倦、体重减

由于食欲缺乏，摄入热量不足以及糖类、蛋白质、脂肪等中间代谢障碍，胃肠道消化吸收障碍，以及因体内白蛋白合成减少而引起的一系列精神、体力、体重的变化。

面色变黑

面色多黝黑、污秽、无光泽，可能由于继发性肾上腺皮质功能减退，或肝脏不能代谢黑色素细胞刺激素所致。

黄疸

多数因肝细胞功能障碍对胆红素不能摄取或不能结合、排泌等所致。

蜘蛛痣

多现于脸、脖子、胸前、手臂，在一定程度上可作为发展成慢性肝炎或肝硬化的标志之一，但其他能够引起末梢小动脉舒张作用增强的疾病也可能出现，要到医院诊断治疗。

肝掌

在手掌的大小鱼际处皮肤出现了片状充血，或红色斑点、斑块，用力加压后会变成苍白色。但并非出现肝掌就代表得了肝病，需要具体检查才可以判断。

营养不良

消瘦、贫血、各种维生素缺乏症，如夜盲、皮肤粗糙、毛囊角化、舌光滑、口角炎、阴囊炎、脂溢性皮炎、指甲苍白或呈匙状、多发性神经炎等。

流鼻血、牙龈出血、皮肤有瘀斑甚至血肿等

由于肝功能异常，导致凝血因子、凝血酶合成障碍；导致脾脏增大和脾功能亢进，血小板减少；毛细血管脆性增加，血内抗凝物质增加而引起。

中医怎样看待肝硬化

肝硬化在中医上属于"积聚""臌胀"病的范畴，"黄疸"中也有肝硬化的存在。肝硬化晚期会出现腹水。

肝硬化的发病原因，中医认为：

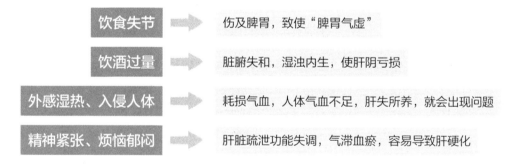

饮食失节 →	伤及脾胃，致使"脾胃气虚"
饮酒过量 →	脏腑失和，湿浊内生，使肝阴亏损
外感湿热、入侵人体 →	耗损气血，人体气血不足，肝失所养，就会出现问题
精神紧张、烦恼郁闷 →	肝脏疏泄功能失调，气滞血瘀，容易导致肝硬化

肝硬化重在预防

肝硬化的形成不是一朝一夕的，慢性肝炎，酒精肝、脂肪肝等疾病的发展都会引起肝硬化，因此在日常生活中一定要着重预防，注意保肝养肝，从源头上杜绝肝硬化的发生。

1. 戒酒当先，早期肝硬化患者应当立即戒酒，否则会加速病情的恶化。

2. 饮食多样化、适量食用些新鲜瓜果蔬菜，补充维生素；以低胆固醇、易消化的食物为主；适当补充脂肪、维生素、蛋白质和矿物质，有助于平衡机体免疫力。

3. 摄入适量的蛋白质，对肝脏的恢复有好处，但是不可以过量。

酒要戒、戒、戒

酒能助火动血，长期大量饮酒，尤其是烈性酒，容易导致肝脏疾病的发生，酒精性肝病在初期通常表现为脂肪肝，进而可以发展成为酒精性肝炎、酒精性肝纤维化和酒精性肝硬化。而且，长期饮酒会加重肝硬化的病情，并引起出血现象。

管好情绪和脾气

情绪的波动能够使五脏之气平衡协调的关系受到破坏，而肝失疏泄也会导致人容易烦躁动怒。肝与情绪的关系异常密切，肝好，情绪就好；情绪稳定了，也有益于肝脏的健康。如果情绪不佳，精神抑郁或者是暴怒激动都有可能会影响到肝脏的功能，成为肝硬化的诱因，或者是加速原有肝硬化病变的发展。因此，管理好自己的情绪和脾气对于肝脏的健康十分重要。

充足的休息有利于控制病情

充足的休息对于肝硬化患者来说非常重要。病情较轻的患者可以适当从事一些劳动强度不大的工作，以促进新陈代谢；当肝硬化代偿功能减退，并发腹水或者是感染的时候，应该绝对卧床休息；而在代偿功能充沛、病情稳定的时期，患者可以做一些轻松的工作或者是适当地参加一些简单的活动，以不疲劳为宜，增强体质，以有效对抗病毒的侵袭。

饮食要软烂，避免胀气

由于肝硬化患者的消化功能不佳，肠道蠕动减缓，容易出现胀气，所以，饮食应以易消化的食物为主，还要注意适当补充脂肪、维生素、蛋白质和矿物质。若患者的肝脏功能明显减退，蛋白质的摄入量要相应减少。

三顿饭要按时、按点吃

肝硬化病人一般食欲较差，消化功能下降，因此更要保证一日三餐按时、按点食用，避免不规律饮食给肝脏带来伤害。

每顿吃到不饿不撑刚刚好

肝脏是人体最大的消化腺，当有了病变时，消化功能自然会降低，患者也就会出现食欲减退、腹胀、饱腹感等消化不良症状。如病情略有缓解，用餐时暴饮暴食，会进一步加重肝脏负担，加剧损伤。吃饭最好吃到七八分饱，也就是感觉吃得刚刚好，再吃也能吃得下，不吃也不会饿的程度。

有腹水的人要严格限盐

肝硬化患者发展到晚期多有腹水，所以要坚持少盐饮食，每天最多不超过 5 克盐，同时减少酱油、鸡精等隐形盐的摄入。

粗硬食物是非常不明智的选择

肝脏功能不太好，尤其是肝硬化的患者应该尽量避免粗硬食物，以免引起上呼吸道出血，以及引起肠胃蠕动频率发生变化，造成消化道出血。

炸的、煎的、烤的、生冷的，都别吃

烧烤、油炸、腌制的食物或多或少含有致癌物质，肝病患者应该少吃。像方便面、罐头食品等含有防腐剂的食物也会加重肝脏负担，尽量不要吃。

浓茶和咖啡对缓解病情毫无帮助

浓茶、咖啡等和烟、酒一样，不但会刺激肠胃，时间长了还会损害消化系统，进而伤及肝脏，尤其是饭后立即喝茶还可能诱发脂肪肝，让原有的肝病恶化。

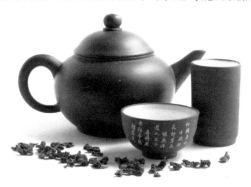

按摩大敦穴，调理肝脏、清热利湿

"大"，大小之大；"敦"，敦厚。"大"，指大脚趾。穴在大脚趾外侧，肌肉敦厚，故名"大敦"。

护理肝经的要穴

大敦穴是足厥阴肝经的首穴，是肝经经水发出的穴点。该穴对于肝经经络出现的疾病及肝脏本身发生的疾病都有调理作用，如少腹痛、遗尿、尿血、阴缩等。

调理肝脏，活血化瘀

肝藏血，本穴归于足厥阴肝经，有活血化瘀、凉血止血的功效。当肝功能异常时，女性会时常表现在月经上，如月经不调、崩漏等，可选用大敦穴来调理。

清热利湿，安神醒脑

该穴有清热利湿、调理下焦的功效，为调理疝气的要穴，主治阴中痛、癃闭、淋病等。另外本穴为足厥阴肝经井穴，具有醒脑开窍、安神定志的功效，主治情志不畅引起的癫狂等。

精准取穴

本穴位于足趾，大趾末节外侧，趾甲根角侧后方 0.1 寸。

按摩方法

用拇指与食指指端垂直掐按大敦穴 1~3 分钟，力量柔和，以有酸胀感为度，可缓解崩漏和月经出血过多等病症。

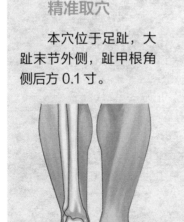

大敦穴

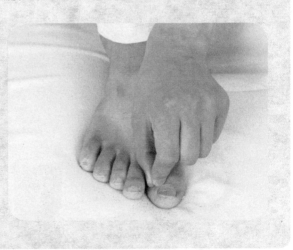

理三焦：理气养肝，通利三焦

三焦属于六腑之一，是位于躯体和脏腑之间的空腔，包含胸腔和腹腔。肝胆位于中焦。按揉胸腔和腹腔，有通利三焦、理气养肝、护理脏腑的功效。

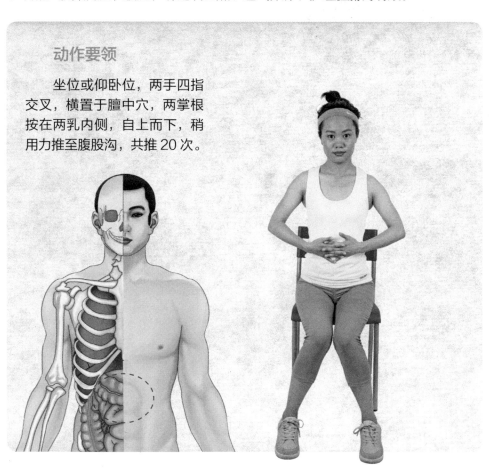

动作要领

坐位或仰卧位，两手四指交叉，横置于膻中穴，两掌根按在两乳内侧，自上而下，稍用力推至腹股沟，共推 20 次。

运动量别太大，散散步、打打太极拳

肝硬化患者平时应该多休息，配合以平缓的运动。

散步。先在室内散步，逐步在室外散步，散步时间以 20 分钟为宜。

打太极拳。使全身的血液循环、气体运行更平顺，有利于呵护肝脏。

改善肝硬化的特效食物

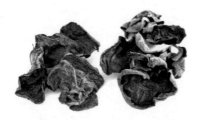

菌类

蘑菇、香菇、黑木耳、金针菇、银耳等天然菌类食品，含丰富的蛋白质、多糖类、多种维生素、硒元素、矿物质等多种营养成分。

脱脂牛奶、酸奶

适宜肝硬化患者饮用。尤其是酸奶含有的乳酸杆菌对肠道里的腐败菌有抑制和杀灭作用，经常饮用酸奶可以使肠道呈现酸性环境，进而减少氨的吸收以及肠道细菌对蛋白质的分解作用，对肝脏的保护及肝昏迷的预防很有益。

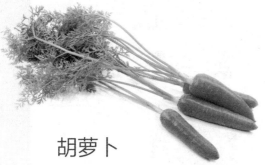

胡萝卜

富含丰富的维生素A，不仅是养肝、护肝首选的食物之一，而且适当食用可有效提高肝硬化患者的维生素水平，间接防止癌变的发生，这对肝硬化的治疗及保健也是较为有利的。

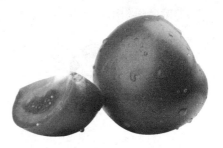

番茄

富含维生素C，具有清除自由基的作用，防止肝脏在处理毒素的过程中自由基超负荷而受损，增强肝脏清除自由基的功能，保护肝脏。预防病毒性肝炎、肝硬化和脂肪肝等疾病。

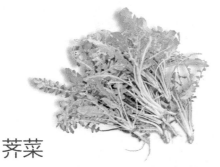

荠菜

含维生素B、维生素C、胡萝卜素、烟酸及矿物质，可缩短凝血时间，具有止血功效，适合于慢性肝病、鼻出血、齿龈出血等症。

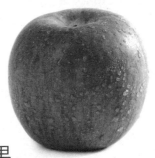

苹果

所含的果胶能促进胃肠道内铅、汞、锰及铍的排放，可促进肝脏解毒功能，因此对于有肝损伤的患者来说，常食用苹果对健康、肝脏都是有益的。

山药木耳炒莴笋 增进食欲

材料 山药100克，木耳30克，莴笋300克。

调料 红椒20克，葱花10克，香油、醋、白糖各5克，盐3克。

做法

① 山药清洗，去皮、切片，焯烫，捞出控干。

② 木耳入温水中，泡至发起，然后去掉根部，撕成小块，快速焯烫。

③ 莴笋去皮切片；红椒洗净切片。

④ 锅内倒油烧热，爆香葱花，倒入莴笋片、红椒片和木耳翻炒片刻，淋入少许水，放入山药片快速翻炒，调入盐、白糖、醋和香油，炒匀即可。

功效

肝硬化患者应给予高碳水化合物饮食，山药含碳水化合物高，可以作为肝硬化患者的食物来源，搭配排毒、降胆固醇的木耳和莴笋食用，能促进胃液、消化酶及胆汁分泌，有助于增进食欲，适合患肝病时消化功能差，胃酸少，易便秘的人食用。

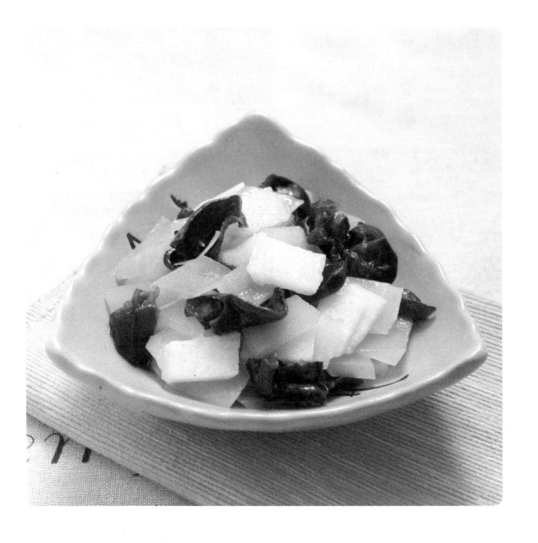

芹菜肉丝粥 排毒、降血脂

材料 大米、瘦肉各100克，芹菜150克。

调料 盐适量。

做法

❶ 大米淘净，加水煮粥；芹菜洗净，切成小段；瘦肉切成细丝，用盐腌渍。

❷ 大米煮熟后，开锅放肉丝和芹菜段，小火焖10分钟即可。

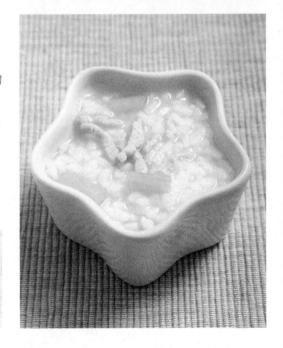

功效

芹菜富含膳食纤维，不仅可以起到缓解便秘的作用，还具有排毒、降血脂、防治肥胖等功效；与瘦肉熬粥食用，营养丰富，易于消化吸收。

薏米雪梨粥 养护肝脏，防癌

材料 薏米、大米各50克，雪梨1个。

做法

❶ 薏米淘洗干净，用清水浸泡4小时；大米淘洗干净；雪梨洗净，去皮和蒂，除核，切丁。

❷ 锅置火上，放入薏米、大米和适量清水大火煮沸，转小火煮至米粒熟烂，放入雪梨丁煮沸即可。

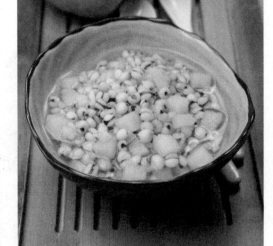

功效

薏米雪梨粥含有较多的糖类物质和多种维生素，易被人体吸收，对肝脏具有养护作用，同时适当食用薏米雪梨粥能抑制致癌物质亚硝酸胺的形成。

肝癌：是可以预防的

肝癌是怎么一步一步发生的

急性肝炎
无明显症状，可通过医疗手段"治愈"。

免疫耐受期
此时病毒并没有被清除出去，身体的免疫系统与其达成了妥协，暂时和平相处。

免疫清除期
免疫系统在体内发动全面战争，要将侵入肝细胞的肝炎病毒全部清除。转氨酶间断或持续升高。

肝硬化加重
肝硬化的过程在缓慢地发展着。此时病人没有任何症状，似乎和正常人一样。

肝硬化形成
免疫系统攻击病毒的同时，也伤害了体内的部分肝细胞。肝细胞受伤后需要进行纤维性的修复，所以长期的"免疫清除战"导致了肝硬化的形成。同时，长期大战并没有将病毒全部清除干净，身体的免疫力也大大减弱。

免疫静止期
免疫系统与病毒达成了长期的平衡状态，只有小规模战斗。转氨酶轻度升高或正常。

肝癌
在肝细胞不断地增生及纤维化过程中，有些细胞会发生突变、异常增生而变成癌细胞。

由此可见，肝癌的发展是一个长期的过程，往往是由肝炎发展而来的，而肝硬化演变为肝细胞不典型增生是肝癌发生的关键。研究发现，从肝硬化到出现肝细胞不典型增生大约经过 10 年时间，而从肝细胞不典型增生到发生肝癌则需 6 年时间。

肝癌的几大诱因

肝癌的病因复杂，不能简单地找到结论，但是已能证明与某些因素密切相关。例如：

病毒性肝炎　与肝炎有关的病毒性肝炎主要包括乙型肝炎、丙型肝炎，其中乙型肝炎最为常见。

肝硬化　病情不稳定、转氨酶和胆红素反复升高、经常出现腹水等并发症的肝硬化患者容易发生肝癌。

酒精　酒精容易引起脂肪肝，饮酒越多，脂肪肝越严重，进而引起纤维化、肝硬化、肝癌的发生。

饮食　健康的饮食习惯可以有效地预防肝癌的发生，而长期进食霉变食物、含亚硝胺食物和微量元素硒的缺乏是促发肝癌的重要因素。

遗传　有肝癌和肝硬化高发家族史者，既容易受到乙肝病毒的感染，又容易引发肝硬化，进而发展为肝癌。

中医怎么调理肝癌

中医学认为，肝癌主要分为气血瘀阻、肝郁脾虚、肝胆火盛、气阴两虚、肝阴虚弱等种类。中医对于肝癌的调理以服药为主，也可以配合针灸调理。调治时，应以活血益气、疏肝解郁、去湿化瘀、健脾养胃、清热解毒为主。

定期体检，肝癌早发现

定期体检是肝癌早发现的最简单方法，尤其是高危人群(乙肝或丙肝病毒感染者)最好每半年进行一次肝癌筛查，到大医院或体检机构做就可以，只需查两项，一项是甲胎蛋白，一项是做 B 超。

你开心，肝脏就开心

肝脏的特性就是主疏泄，喜条达，恶抑郁。只有当肝不受约束时，身体才能达到一种轻松、疏泄的状态，犹如一棵枝叶舒展的树。

人只要一生气，肝就会堵，严重的还会"气的肝疼"，就是两侧肋部胀痛，堵的厉害的还会影响双侧乳腺和颈部的甲状腺，造成这两个部位的肿块。女性朋友更会造成月经不调或睡眠障碍。所以，要养肝，开心、舒心，不堵心是最最重要的。

按摩肝俞穴可疏肝理气

"肝"，肝脏；"俞"，输注。肝俞穴是肝气转输于后背体表的部位。

改善心情、保护肝脏的要穴

中医认为"肝主疏泄"，肝的疏泄功能正常，则全身血液运行通畅，心情自然就会舒畅。当肝脏有疾时，多表现为胁痛、黄疸等病症。这些症状，刺激肝俞穴就可调理。

清肝明目，保护视力

肝开窍于目，本穴为肝的背俞穴，有泄肝火、补肝血、清肝明目、消肿止痛的功效，主治目赤、目视不明、迎风流泪、夜盲等。

泻火止血，主治吐血

肝藏血，本穴为肝之背俞穴，具有清肝热、止血泻火的作用，主治吐血、衄血等。该穴有平肝潜阳的作用，主治眩晕、癫狂等。

精准取穴

在背部，第9胸椎棘突下，后正中线旁开1.5寸。

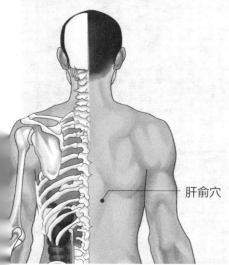

肝俞穴

拔罐肝俞穴

取俯卧位，将抽气罐吸拔在肝俞穴上，但是吸力不要太大，留罐10分钟。起罐时尽量轻柔一些，对穴位皮肤进行消毒。时常吸拔，有清肝火明目的功效。

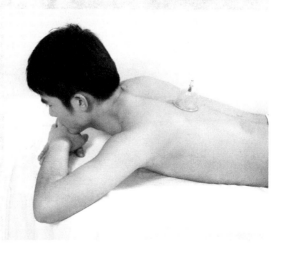

第七章 改善肝功能，有效防肝病

按按太溪穴，滋阴养肝

太溪穴是肾的原穴，是储存肾脏元气的仓库。肝属木，肾属水，树木需要水的浇灌才能健康成长，所以养肝必须要滋阴。用太溪调动肾脏的功能，能够更好地滋水涵木。

画圈步行法，消除精神压力

像画圆一样步行，能培养平衡感，促进血液运行。血液运行增强以后，不仅能消除各种不适症状，还能改善肝功能。持续进行该活动，既能快速出汗，又不会因为强度过大而给身体造成负担，可以迅速获得减肥的效果。画圈步行法还能在精神方面产生好的影响，能去除杂念，将工作、人际关系等烦恼从头脑中排除，减轻精神压力。

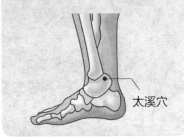

精准取穴

位于足内侧，内踝后方与脚跟骨筋腱之间的凹陷处。即脚的内踝与跟腱之间的凹陷处。

太溪穴

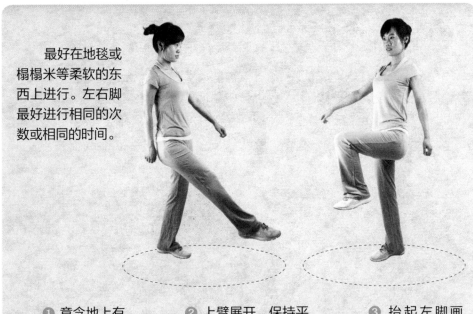

最好在地毯或榻榻米等柔软的东西上进行。左右脚最好进行相同的次数或相同的时间。

❶ 意念地上有一个直径1米的圆。

❷ 上臂展开，保持平衡。抬起右脚，沿顺时针方向画圈，然后落回原地。

❸ 抬起左脚画圈，然后落回原地。圆圈时，一定要保持蹋腰、拔背。

🍃 吃得越杂，营养越全

肝癌患者日常饮食不可以偏食，要注重饮食中各种营养物质的平衡。营养均衡能为肝脏提供能量，食品种类越多，摄入的营养就越全面。适当多食用粗粮，少食精米、精面、动物性脂肪以及低纤维素食物。

🍃 新鲜蔬菜多多益善，可以1荤配3素

为了预防肝癌或者减缓肝癌恶化的进程，选择食物的主要原则应该是便于消化和吸收。应采用清淡饮食，即多食用新鲜蔬菜，如胡萝卜、西红柿、香菇、木耳、豆腐等，可大量摄取具有抗癌作用的维生素A和维生素C。但仅仅食用素食，蛋白质、矿物质、磷脂等摄入常常不足，荤素搭配才是养肝的最佳选择。可以按照1荤配3素的比例来安排饮食。

🍃 控制脂肪摄入，不代表不能吃肉

脂肪是肝脏不可缺少的营养，摄取不足，不仅会使极低密度脂蛋白合成受阻，引起肝功能异常，还会影响多种脂溶性维生素的吸收，导致肝脏营养不良。每天吃的食物中，脂肪和蛋白质的比例最好分别占20%，剩下的60%为碳水化合物，也就是主食等。但肝脏需要的脂肪也必须适量，所以要以低脂摄入为原则，低脂食物如瘦肉、虾、低脂牛奶等。

🍃 蛋白质什么时候多吃，什么时候少吃

食物中丰富的蛋白质就像肝脏的"维修工"，可以修复肝细胞，促进肝细胞再生。对于肝功能受到损害以及减弱的人来说，适当多吃高蛋白的食物更有利于肝脏恢复健康，防止它进一步受到伤害。患有急性肝炎的人每天摄入的蛋白质不能少于80克；患有肝硬化的病人则不能少于100克；但有肝昏迷趋向的人，不能过多摄入高蛋白饮食。

◗ 肝脏需要维生素 C，猕猴桃和橙子是首选

维生素 C 的抗氧化性可以清除肝脏处理毒素的过程中产生的大量自由基，防止由于其中的自由基超负荷进而损伤肝脏，有效避免肝脏由于清除自由基的功能变弱而引起的病毒性肝炎、肝硬化和脂肪肝等疾病。补充维生素 C，维护肝脏健康，可常食维生素 C 含量丰富的猕猴桃和橙子。

◗ 抗氧化食物也能抗癌，效果一流

抗氧化物质可以清除体内的自由基，促进人体本身的免疫系统发挥抗癌作用。肝癌患者多摄取具有抗氧化功效的食物，可以避免癌细胞的扩散。维生素 C（蔬菜和水果中广泛存在）、维生素 E（玉米、花生等）、β 胡萝卜素（胡萝卜、芒果等）、花青素（葡萄、茄子）等都有很好的抗癌效果。

◗ 剩饭剩菜腌菜，亚硝酸胺多多

剩饭剩菜和腌菜中的盐会转换成亚硝酸盐，亚硝酸盐进入人体后会形成亚硝酸胺，有极强的致癌作用，为了健康，要尽量少食用剩菜剩饭和腌制食品。

◗ 腐烂发霉的食物，"好"的部分也有毒

发霉食物是肉眼能看到的"发霉部分"，但在其附近其实已有许多肉眼看不见的霉菌存在。霉菌产生的细胞毒素会在食物里扩散——扩散的范围跟食物的质地、含水量、霉变的严重程度有关，很难准确估计扩散范围有多大，所以看起来"好"的部分也存在霉变隐患，最好不要食用。

● 防治肝癌的特效食物

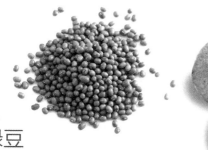

狝猴桃

狝猴桃富含的维生素C作为一种抗氧化剂，能够有效抑制癌症发生。含有的血清促进素具有稳定情绪、镇静心情的作用，它不仅能降低胆固醇，促进心脏健康，还可以快速清除并预防体内堆积的有害代谢物质。

绿豆

含丰富的胰蛋白酶抑制剂，可以保护肝脏，对肝癌有一定的预防作用；绿豆还可清凉解毒，利尿明目，降血脂，抗胆固醇，抗肿瘤及抗菌。

豆制品（豆腐）

豆类食物如豆腐属于高蛋白、低热量的食物，丰富的蛋白质就像肝脏的"维修工"，能起到修复肝细胞、促进肝细胞再生的作用，有利于肝脏恢复健康，防止进一步受到伤害。

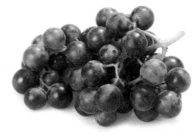

葡萄

葡萄中含有一种抗癌微量元素——白藜芦醇，乙型或者丙型病毒性肝炎、肝硬化患者食用可以防止健康细胞癌变；肝癌患者食用，可有效防止癌细胞扩散。

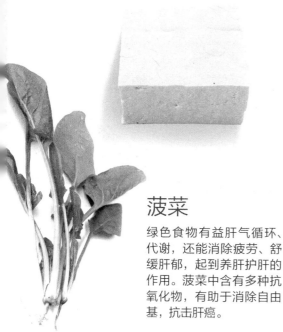

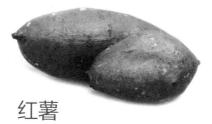

菠菜

绿色食物有益肝气循环、代谢，还能消除疲劳、舒缓肝郁，起到养肝护肝的作用。菠菜中含有多种抗氧化物，有助于消除自由基，抗击肝癌。

红薯

红薯中含有的氢表雄酮可预防肝癌，还能抑制癌细胞的扩散，起到抗癌作用，但最好不要吃过多的粗纤维素食物，以免引起消化障碍。

排骨豆腐虾皮汤 修复肝脏组织、降脂抗氧化

材料 排骨250克，豆腐300克，虾皮5克，洋葱50克。

调料 姜片、料酒、盐各适量。

做法

❶ 排骨洗净，斩段，用沸水焯烫，撇出浮沫，捞出沥干水分；豆腐切块。

❷ 将排骨、姜片、料酒放入砂锅内，加入适量水，大火煮沸，转小火继续炖煮至七成熟。加豆腐、虾皮、洋葱，继续小火炖煮至熟，加盐调味即可。

功效

豆腐的蛋白质含量高，而且豆腐蛋白属完全蛋白，含有人体必需的8种氨基酸；排骨含有丰富的卵磷脂和胶原蛋白等，可疏通微循环；二者与虾皮熬汤食用，可增加食欲，补充丰富的钙质、蛋白质。

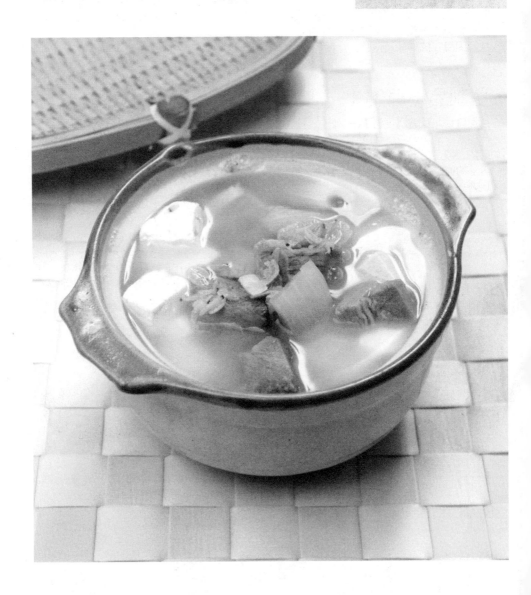

养好肝 年轻20岁